張繼禹　編撰

道藏養生

玉溪道人

閔智亭章

華夏出版社

道藏養生

逸西道人

張繼禹 編撰

華夏出版社

第六編 精神養生

【提要】道教追求的最終目標是成仙。為了實現這個目標，道教認為不僅需要呼吸、形體的修煉，使肉身不死，而更重要的是精神淳泊，達到『清靜無為』、『離形坐忘』的境界，並使形神相親，表裏相濟，才有可能步入神仙殿堂。

道教精神修煉的核心內容和最高原則就是清靜。《真仙直指》云：『清靜二字，清謂清其心源，靜謂靜其心海。心源清，則外物不能撓，性定而神明；心海靜，則邪慾不能作，精全而腹實。』簡言之，就是心地純潔，精神寧靜。立心純潔，就沒有慾望和邪念；處志寧靜，就不懼喧囂和干擾。

道教精神養生圍繞清靜二字而展開，其具體方法有內觀、坐忘、存思、存神、守一等，是最富道教特色的修煉方法。內觀，又稱內視，常欲閉目內視，存見五臟之形，要求存見的對象能形象地反映在心中，從而達到收心入靜的效果。坐忘，首創於莊子，是一種通過安坐和存想來達到忘物、忘己甚至物我兩忘境界的修煉方法。道教對坐忘法進行充分發揮，提出了信敬、斷緣、收心、簡事、直觀、泰定、得道的七個修煉步驟，其目的是忘卻世間的一切，而完全進入虛靜境界。存思，即閉合雙眼或微閉雙眼，存想內觀道教神真或某一具體物像，以集中意念，排除妄想。存神，專指存思身內或身外形色似人的神靈，將注意力完全集中於冥想神真。守一，即以宗教的虔誠，集中意念強化對『一』(即氣或道)的信仰，從而達到控制身心安靜的目的。

一 清靜

老君曰：夫道，一清一濁，一靜一動。清靜爲本，濁動爲末。故陽清陰濁，陽動陰靜；男清女濁，男動女靜；降本流末，而生萬物。清者濁之源，靜者動之基。人能清靜，天下貴之。人神好清而心擾之，人心好靜而欲牽之。常能遣其慾而心自靜，澄其心而神自清，自然六慾不生，三毒消滅，而不能者，心未澄，慾未遣故也。能遣之者，內觀於心，心無其心；外觀於形，形無其形；遠觀於物，物無其物。三者莫得，唯見於空，觀空亦空，空無所空；既無其無，無無亦無；湛然常寂，寂無其寂；無寂寂無，俱了無矣，慾安能生？慾既不生，心自靜矣。心既自靜，神既無擾。神即無擾，常清靜矣。既常清靜，及會其道，與真道會，名爲得道。雖名得道，實無所得，既無所得，強名爲得。爲化衆生，開方便道。

老君曰：道所以能得者，其在自心。自心得道，道不使得。得是自得之道，不名爲得。故言實無所得。

老君曰：道不能得者，爲見有心。既見有心，則見有身。既見其身，則見萬物。既見萬物，則生貪著。既生貪著，則生煩惱。既生煩惱，則生妄想。妄想既生，觸情迷惑，便歸濁海，流浪生死，受地獄苦，永與道隔。人常清靜，則自得道。於是而說偈曰：

天尊妙用常眼前，舉體動心皆自然。息箇動心看動處，動處分明無際邊。

邊際由來本性空，非觀心照得虛空。自悟因緣無自性，翛然直入紫微宮。
宮中宮外光且明，萬法圓中一道平。清心清鏡皎無礙，無礙無心心自在。
平等道平無有異，天堂地獄誰安置？神既內寂不虧盈，善惡若空何處生？
只爲凡夫生異見，强於地上起縱横。縱横遮莫千般苦，一一諦觀無宰主。
諦觀無主本無宗，只箇因緣即會中。中間雖會常無會，放會無爲任物通。

若時有人知是經意，行住坐卧，若能志心念誦，深心受持，則能滅除無量一切宿障諸惡，冤家皆得和合，無受苦報。邪魔外道，道能降伏。告諸衆生，欲度厄難，各已清净，信受奉行。

（《雲笈七籤》）

二　內觀

老君曰：天地構精，陰陽布化，萬物以生，承其宿業，分靈道一，父母和合，人受其生。始一月爲胞精，血凝也；二月爲胎形，兆胚也；三月陽神爲三魂，動以生也；四月陰靈爲七魄，静鎮形也；五月五行分藏，以安神也；六月六律定腑，用滋靈也；七月七精開竅，通光明也；八月八景神具降，真靈也；九月宫室羅布，以定精也；十月氣足，萬象成也。元和哺食，時不停也。太一帝君在頭，曰泥丸君，總衆神也；照生識神，人之魂也；司命處心，納心源也；無英居左，制三魂也；白元居右，拘七魄也；桃孩住臍，保精根也；照諸百節，生百

神也；所以周身神不空也。元氣入鼻，灌泥丸也。所以神明，形固安也。運動住止，關其心也；所以謂生，有由然也。子內觀之，歷歷分也。心者，禁也，一身之主，禁制形神，使不邪也。心則神也，變化不測，無定形也，所以五臟藏五神也。魂在肝，魄在肺，精在腎，志在脾，神在心，所以字殊，隨處名也。心者，火也，南方太陽之精，主火。上爲熒惑，下應心也。色赤，三葉如蓮花，神明依泊，從所名也。其神也，非青非白，非赤非黄，非大非小，非短非長，非曲非直，非柔非剛，非厚非薄，非圓非方，變化莫測，混合陰陽，大包天地，細入毫芒，制之則正，放之則狂。清净則生，濁躁則亡，明照八表，暗迷一方，但能虛寂，生道自常，永保無爲，其身則昌。世以無形，莫之能名。禍福吉凶，悉由之矣。所以聖人立君臣，明賞罰，置官僚，制法度，正以教人。人之難伏，惟在於心，心若清净，則萬禍不生。所以流浪生死，沉淪惡道，皆由心也。妄想憎愛，取捨去來，染著聚結，漸自纏繞，轉轉繫縛，不能解脱，便至滅亡。猶如牛馬，引重趨泥，轉增陷没，不能自出，遂至於死，人亦如之。始生之時，神源清净，湛然無雜。既受納有形，形染六情；眼則貪色，耳則滯聲，口則耽味，鼻則受馨，意懷健羡，身欲輕肥，從此流浪，莫能自悟，聖人慈念，設法教化，使內觀己身，澄其心也。

老君曰：諦觀此身，從虛無中來，因緣運會，積精聚氣，乘業降神，和合受生，法天象地，含陰吐陽，分錯五行，以應四時，眼爲日月，髮爲星辰，眉爲華蓋，頭爲崑崙，布列宫闕，安置精神，萬物之中，人稱最靈，性命合道，當保愛之。內觀其身，誰尊之焉？而不自貴，妄染諸塵，不静臭穢，濁亂形神。孰觀物我，何疏何親？守道全生，爲善保真。世愚役役，徒自苦辛。

老君曰：從道受生謂之命，自一稟形謂之性，所以任物謂之心，心有所憶謂之意，意之所出謂之志，事無不知謂之智，智周萬物謂之慧，動以營身謂之魂，靜以鎮形謂之魄，流行骨肉謂之血，保神養氣謂之精。氣清而駃謂之榮，氣濁而遲謂之衛，總括百骸謂之身，衆象備見謂之形，塊然有閡謂之質，狀貌可則謂之體，大小有分謂之軀，衆思不得謂之神，莫然應化謂之靈，氣來入身謂之生，神去於身謂之死，所以通生謂之道。道者，有而無形，無而有情；變化不測，通神群生。在人之身，則爲神明，所謂心也；所以教人修道，則修心也；教人修心，則修道也。道不可見，因生以明之；生不可常，用道以守之。若生亡則道廢，道廢則生亡。生道合一，則長生不死，羽化神仙。人不能保者，以其不內觀於心故也。內觀不遺，生道常存。

老君曰：人所以流浪惡道，沉淪滓穢，緣六情起妄而生六識。六識分別，繫縛憎愛，去來取捨，染著煩惱，與道長隔，所以內觀六識因起，六識從何而起？從心識起。心從我起，我從慾起。妄想顛倒，而生有識。亦曰自然，又名無爲，本來虛凈，元無有識。有識分別，起諸邪見。邪見既興，盡是煩惱。展轉纏縛，流浪生死，永失於道。

老君曰：道無生死，而形有生死。所以言生死者，屬形不屬道也；形所以生者，由得其道也。形所以死者，由失其道也。人能存生守道，則長存不亡也。

老君曰：人常能清凈其心，則道自來居，道自來居則神明存身，神明存身則生不亡也。人常欲生而不能虛心，人常惡死而不能保神，亦猶欲貴而不肯用道，欲富而不肯求實，欲疾而足不行，欲肥而食不飽也。

老君曰：道以心得，心以道明。心明則道降，道降則心通。神明之在身，猶火之在卮。明從火起，火自炷存，炷因油潤，油藉卮停。四者若廢，明何生焉？亦如明緣神照，神託心存，心由形有，形以道全。一物不足，明何依焉？所以謂之神明者，眼見耳聞，意知身覺，分別物理，微細悉知。由神以明，故曰神明也。

老君曰：所以言虛心也，遣其實也；無心者，除其有也。定心者，令不動也。正心者，使不邪也。清心者，使不濁也。凈心者，使不穢也。此皆已有，今使除也。心直者，不反覆也。心平者，無高低也。心明者，不暗昧也。心通者，不質礙也。此皆本自然也。粗言數者，餘可思也。

老君曰：知道易，信道難；信道易，行道難；行道易，得道難；得道易，守道難。守道不失，身常存也。

老君曰：道也者，不可以言傳口受而得之，當虛心靜神，道自來也。愚者不知，乃勞其形，苦其心，役其志，躁其神，而道愈遠，而神愈悲。背道求道，怨道不慈。

老君曰：道貴長存，保神固根，精氣不散，淳白不分。形神合道，飛昇崑崙，先天以生，後天長存，出入無間，不由其門，吹陰煦陽，制魄拘魂。億歲眷屬，千載子孫，黃塵四起，騎牛真人。金堂玉室，送故迎新。

老君曰：內觀之道，靜神定心，亂想不起，邪妄不侵，周身及物，閉目思尋，表裏虛寂，神

道微深，外觀萬境，內察一心，了然明靜，靜亂俱息，念念相係，深根寧極，湛然常住，窈冥難測，憂患永消，是非莫識。

老君曰：吾非聖人，學而得之。故我求道，無不受持，千經萬術，唯在心志也。

《雲笈七籤》

靈者，神也，在天曰靈。寶者，珍也，在地曰寶。天有靈化，神用不測，則廣覆無邊；地有衆寶，濟養群品，則厚載萬物。言此經如天如地，能覆能載，有靈有寶，功德無窮。證得此心，故名靈寶。定者，心定也，如地不動。觀者，慧觀也，如天常照。定體無念，慧照無邊，定慧等修，故名定觀。

天尊告左玄真人曰：左者，定也。玄者，深妙也。真者，純也，一而無雜。人者，通理達性之人也。曰者，語辭也。夫欲修道，先能捨事。進趣之心，名爲修道；一切無染，名爲捨事。外事都絶，無與忤心。六塵爲外事，須遠離也。六塵者，色、聲、香、味、觸、法，更不染著，名爲都絶。境不來忤，心即無惱。心不起染，境則無煩。心境兩忘，即無煩惱。故名無與忤心。然後安坐，攝澄煩惱，名之爲安。本心不起，名之爲坐。內觀心起。若覺一念，起須除滅，務令安靜。慧心內照，名曰內觀。漏念未除，名爲心起。前念忽起，後覺則隨；起心既滅，覺照亦忘，故稱除滅。了心不起，名之爲安。覺性不動，名之爲靜。故稱安靜。其次雖非的有貪著，浮遊亂想，亦盡滅除。衆心不起，妄念悉忘。亂想不生，何有貪著？故曰滅除。晝夜勤行，須臾不替。晝之言净，夜之言垢。垢净兩忘，無有間替，故名不替。唯滅動心，不滅照心。妄想分別，名曰動心。覺照祛之，故名爲滅。慧照常明無有間，故名不滅照心。但凝空心，不凝住心。不起一切心，名空心。一切無著，名之不凝住心。不依一法，而心常住。若取一法，即名著相。心不取法，名爲不依。照而常寂，故爲常住。然則凡心躁競，其次初學，息心甚難。或息不得，暫停還失，言習性煩惱，難可滅除。定力未成，暫停還失也。去留交戰，百體流行，心起染境，境來牽心，心境相染，故名交戰。妄念不息，百非自生，名曰百體流行。久久精思，方乃調熟。勿以暫收不得，遂廢千生之業。定心不起，則契真常。一念不收，千生遂廢。少得净已，則於行立坐卧之時，初得清净，正慧未生，故云少得净已。四威儀之時也。涉事之處，諠鬧之所，皆作意安，見一切諸相，爲涉之處。起一切諸心，名爲諠鬧之所也。息亂歸寂，名爲作意；恬淡得所，名之爲安也。有事無事，常若無心；處静處諠，其志唯一。有無雙遣，寂用俱忘；萬法不二，名之唯一。若束心太急，又則成病。氣發狂顛，是其候也。偏心執静，名曰束心。心外見相，名爲顛也。心若不動，又須放任；寬急得所，自恒調適。從定發慧，名爲放任。定慧齊融，名曰得所。定多即愚，慧多即狂；定慧等用，名曰調適。制而不著，放而不動；處諠無惡，涉事無惱者，此是真定。寂而常照，照而常寂；空而常用，用而常空。得本元寂，故爲真定。不以涉事無惱，故求多事；不以處諠無惡，强來就諠。習性塵勞，常須制御，不可縱逸。以無事爲真宅，有事爲應蹟。見本性空寂，故爲真宅。慧用無邊，故爲應蹟。若水鏡之爲鑒，則隨物而現形。本心清净，猶如水鏡，照用無礙，萬物俱現。名爲現形。善巧方便，唯能入定，諸法性空，寂無所起，故爲入定。慧發遲速，則不由人。勿令定中急急求慧。急則傷性，傷則無慧。急求知見，真定乃亡。貪著諸相，故云無慧。若定不求慧，而慧自生，此名真慧。心體寂静，妙用無窮，故名真慧。慧而不用，實智若愚。了無分別，名之不用。韜光晦蹟，故曰若愚。益資定慧，雙美無極。寂照齊融，故云雙美無極。若定中念想，多感衆邪，妖精百魅，隨心應見。爲心取相，諸相應生。一切邪魔，競來撓亂。所見天尊，諸仙真人，是其祥也。此爲諸相不可取著。唯令定心之上，豁然無覆；定心之下，曠然無基。前念不生，故云無覆。後念不起，故曰無基。舊業日銷，新業不造，宿習並盡，名曰舊業日銷。更不起心，故名新業不造。無所罣礙，迥脱塵籠。一切無染，故名無所罣礙；解脱無繫，故云迥

脱塵籠。行而久之，自然得道。智照不滅，名曰行而久之。契理合真，故云得道。夫得道之人，凡有七候：一者心得定易，覺諸塵漏；心得清净，塵念盡知，故曰覺諸塵漏。二者宿疾普銷，身心輕爽；真氣胎息，故疾盡瘳。體道合真，身輕不老。三者填補夭損，還年復命；骨髓堅滿，故填補夭損。駐顔不易，名爲還年復命也。四者延數萬歲，名曰仙人；長生不死，延數萬歲，名編仙籙，故曰仙人。五者鍊形爲氣，名曰真人；得本元氣，故曰鍊形爲氣。正性無僞，故曰真人。六者鍊氣成神，名曰神人；真氣通神，陰陽不測，故曰神人。七者鍊神合道，名曰至人；真神契道，故曰至人。其於鑒力，隨候益明，鑒力者，常照不息也。益明者，明明不絶也。得至道成，慧乃圓備。若了本性，得道成真，智慧圓明，萬法俱備。若乃久學定心，身無一候，促齡穢質，色謝方空。自云慧覺，又稱成道者，求道之理，實所未然。通神合道，即身得道真。心證身亡，不離生死。《西昇經》云：是故失生本，焉能知道源？而説頌曰：

智起生於境，火發生於緣。各是真動性，承流失道源。起心欲息知，心起知更煩。了知性本空，知則衆妙門。

（《雲笈七籤》）

三　坐忘

夫人之所貴者，生也；生之所貴者，道也。人之有道，如魚之有水。涸轍之魚，猶希升水。弱喪之俗，無心造道。惡生死之苦，愛生死之業。重道德之名，輕道德之行。喜色味爲得志，鄙恬素爲窮辱。竭難得之貨，市來生之福。縱易染之情，喪今身之道。自云智巧，如夢如迷。生來死去，循環萬劫。審惟倒置，何甚如之！故《妙真經》云：人常失道，非道失人；

人常去生，非生去道。故養生者慎勿失道，爲道者慎勿失生。使道與生相守，生與道相保，二者不相離，然後乃長久。言長久者，得道之質也。經云：生者，天之大德也，地之大樂也，人之大福也。道人致之，非命禄也。又《西昇經》云：我命在我，不屬於天。由此言之，倏短在己，得非天與，失非人奪。捫心苦晚，時不少留。所恨朝菌之年，已過知命，歸道之要，猶未精通。爲惜寸陰，速如景燭。勉尋經旨，事簡理直，其事易行。與心病相應者，約著安心坐忘之法，略成七條，修道階次，兼其樞翼，以編叙之。

信敬　夫信者道之根，敬者德之蒂。根深則道可長，蒂固則德可茂。然則璧耀連城之彩，卞和致刖；言開保國之效，伍子從誅。斯乃形器著而心緒迷，理事萌而情思忽。況至道超於色味，真性隔於可慾，而能聞希微以懸信，聽罔象而不惑者哉！如人有聞坐忘之法，信是修道之要，敬仰尊重，決定無疑者，加之勤行，得道必矣。故莊周云：隳肢體，黜聰明，離形去智，同於大通，是謂坐忘。夫坐忘者，何所不忘哉！内不覺其一身，外不知乎宇宙，與道冥一，萬慮皆遺，故莊子云，同於大通。此則言淺而意深，惑者聞而不信，懷寶求寶，其如之何？故經云：信不足，有不信。謂信道之心不足者，乃有不信之禍及之，何道之可望乎？

斷緣　斷緣者，謂斷有爲俗事之緣也。棄事則形不勞，無爲則心自安。恬簡日就，塵累日薄，蹟彌遠俗，心彌近道，至神至聖，孰不由此乎？故經云：塞其兑，閉其門，終身不勤。或顯德露能，來人保己；或遺問慶吊，以事往還；或假修隱逸，情希昇進；或酒食邀致，以望後恩。斯乃巧蘊機心，以干時利，既非順道，深妨正業。凡此之類，皆應絶之。故經云：開其兑，

濟其事，終身不救。我但不唱，彼自不和；彼雖有唱，我不和之。舊緣漸斷，新緣莫結。醴交勢合，自致日疏，無事安閑，方可修道。故莊子云：不將不迎。爲無交俗之情故也。又云：無爲名尸，無爲謀府，無爲事任，無爲知主。若事有不可廢者，不得已而行之，勿遂生愛，繫心爲業。

收心　夫心者，一身之主，百神之帥。靜則生慧，動則成昏。欣迷幻境之中，唯言實是；甘宴有爲之內，誰悟虛非？心識顛癡，良由所託之地。且卜鄰而居，猶從改操；擇交而友，尚能致益。況身離生死之境，心居至道之中，安不捨彼乎？能不得此乎？所以學道之初，要須安坐，收心離境，住無所有，不著一物，自入虛無，心乃合道。故經云：至道之中，寂所有，神用無方，心體亦然。源其心體，以道爲本。但爲心神被染，蒙蔽漸深，流浪日久，遂與道隔。今若能净除心垢，開釋神本，名曰修道。無復流浪，與道冥合，安在道中，名曰歸根。守根不離，名曰靜定。靜定日久，病消命復。復而又續，自得知常。知則無所不明，常則永無變滅。出離生死，實由於此。是故法道安心，貴無所著。故經云：夫物芸芸，各歸其根。歸根曰靜，靜曰復命。復命曰常，知常曰明。若執心住空，還是有所，非謂無所。凡住有所，則自令人心勞氣發，既不合理，又反成疾。但心不著物，又得不動，此是真定正基。用此爲定，心氣調和，久益輕爽。以此爲驗，則邪正可知。若心起皆滅，不簡是非，永斷知覺，入於盲定。若任心所起，一無收制，則與凡人元來不別。若唯斷善惡，心無指歸，肆意浮遊，待自定者，徒自誤耳。若遍行諸事，言心無染者，於言甚美，於行甚非，真學之流，特宜戒此。今則息亂而不滅照，守靜而不著空，行之有常，自得真見。如有時事，或法有要疑者，且任思量，令事得濟，所疑復悟，此亦生慧正根。事訖則止，實莫多思，多思則以知害恬，爲子傷本，雖騁一時之俊，終虧萬代之業。若煩邪亂想，隨覺則除。若聞毁譽之名，善惡等事，皆即撥去，莫將心受。若心受之即心滿，心滿則道無所居。所有聞見，如不聞見，則是非美惡不入於心。心不受外，名曰虛心；心不逐外，名曰安心。心安而虛，則道自來止。故經云：人能虛心無爲，非欲於道，道自歸之。內心既無所著，外行亦無所爲。非靜非穢，故毁譽無從生；非智非愚，故利害無由至。實則順中爲常，權可與時消息，苟免諸累，是其智也。若非時非事，役思强爲者，自云不著，終非真覺。何耶？心法如眼也。纖毫入眼，眼則不安；小事開心，心必動亂。既有動病，難入定門。是故修道之要，急在除病。病若不除，終不得定。又如良田，荆棘未誅，雖下種子，嘉苗不成。愛見思慮，是心荆棘。若不除翦，定慧不生。或身居富貴，或學備經史，言則慈儉，行乃貪殘。辯足以飾非，勢足以威物，得則名己，過必尤人。此病最深，雖學無益。所以然者，爲自是故。然此心由來依境，未慣獨立，乍無所託，難以自安。縱得暫安，還復散亂。隨起隨制，務令不動，久久調熟，自得安閑。無問晝夜，行立坐卧，及應事之時，常須作意安之。若心得定，但須安養，莫有惱觸。少得定分，則堪自樂。漸漸馴狎，唯覺清遠。平生所重，已嫌弊漏，況因定生慧，深達真假乎！牛馬，家畜也，放縱不收，猶自生鯁，不受駕御；鷹鸇，野鳥也，被人繫絆，終日在手，自然調熟。況心之放逸，縱任不收，唯益麤疏，何能觀妙？故經云：雖有拱璧，以先駟馬，不如坐進此道。夫法之妙者，其在能行，不在能言。行

之則此言爲當，不行則此言爲妄。又時人所學，貴難賤易。若深論法，惟廣説虚無，思慮所不達，行用所無階者，則歎不可思議，而下風盡禮。如其信言不美，指事陳情，聞則心解，言則可行者，此實不可思議，而人不信。故經云：吾言甚易知，甚易行。天下莫能知，莫能行。夫唯不知，是以不吾知也。或有言火不熱，燈不照闇，稱爲妙義。夫火以熱爲用，燈以照爲功。今則盛言火不熱，未嘗一時廢火；空言燈不照闇，必須終夜燃燈。言行相違，理實無取。此只破相之言，而人反以爲深元之妙。雖則惠子之宏辯，莊生以爲不堪。膚受之流，誰能科簡？至學之士，庶不留心。或曰：夫爲大道者，在物而心不染，處動而神不亂，無事而不爲，無時而不寂。今猶避事而取静，離動而之定，勞於控制，乃有動静二心，滯於住守，是成取捨兩病。不覺其所執，仍自謂道之階要，何其謬耶！述曰：總物而稱大，道物之謂道，在物而不染，處事而不亂，真爲大矣！實爲妙矣！然謂吾子之鑒有所未明。何則？徒見貝錦之輝煥，未曉始抽於素絲；纔聞鳴鶴之衝天，詎識先資於穀食？蔽日之乾，起於毫末；神凝之聖，積習而成。今徒學語其聖德，而不知聖之所以德。可謂見卵而求時夜，見彈而求鴞炙。何其造次哉！故經云：玄德深矣遠矣！與物反矣！然後乃至大順。

簡事　夫人之生也，必營於事物。事物稱萬，不獨委於一人。巢林一枝，鳥見遺於叢葦；飲河滿腹，獸不吝於洪波。外求諸物，內明諸己。知生之有分，不務分之所無；識事之有當，不任非當之事。事非當則傷於智力，務過分則斃於形神。身且不安，何情及道？是以修道之人，要須斷簡事物，知其閑要，較量輕重，識其去取，非要非重，皆應絶之。猶人食有酒肉，衣有羅綺，身有名位，財有金玉。此並情慾之餘好，非益生之良藥，衆皆徇之，自致亡敗。静而思之，何迷之甚！故《莊子》云：達生之情者，不務生之所無。以爲生之所無，生之所無以爲者，分之外物也。蔬食弊衣，足延性命，豈待酒食羅綺，然後爲生哉！是故於生無要用者，並須去之；於生雖用，有餘者，亦須捨之。財有害氣，積則傷人。雖少猶累，而況多乎！今以隋侯之珠，彈千仞之雀，人猶笑之。況棄道德，忽性命，而從非要，以自促伐者乎！夫以名位比於道德，則名位假而賤，道德真而貴。能知貴賤，應須去取。不以名害身，不以位易道。故《莊子》云：行名失己，非士也。《西昇經》云：抱元守一，至度神仙，子未能守，但坐榮官。若不簡擇，觸事皆爲，則身勞智昏，修道事闕。若處事安閑，在物無累者，自屬證成之人。若實未成，而言無累者，誠自誑耳。

真觀　夫觀者，智士之先鑒，能人之善察。究儻來之禍福，詳動静之吉凶。得見機前，因之造適。深祈衛定，功務全生。自始之末，行無遺累。理不違此，故謂之真觀。然則一餐一寢，居爲損益之源，一言一行，堪成禍福之本。雖則巧持其末，不如拙戒其本。觀本知末，又非躁競之情。是故收心簡事，日損有爲。體静心閑，方能觀見真理。故經云：常無欲，以觀其妙。然於修道之身，必資衣食。事有不可廢，物有不可棄者，當須虚襟而受之，明目而當之，勿以爲妨，心生煩躁。若見事爲事而煩躁者，心病已動，何名安心？夫人事衣食者，我之船舫。我欲渡海，事資船舫。渡海若訖，理自不留。何因未渡，先欲廢船？衣食虚幻，實不足營。爲欲出離虚幻，故求衣食。雖有營求之事，莫生得失之心。則有事無事，心常安泰。與

物同求，而不同貪；與物同得，而不同積。不貪故無憂，不積故無失。蹟每同人，心常異俗。此實行之宗要，可力爲之。

前雖斷簡，病有難除者，且依法觀之。若色病重者，當觀染色，都由想耳。想若不生，終無色事。若知色想外空，色心内妄，妄心空想，誰爲色主？經云：色者，全是想耳！想悉是空，何有色耶？又思妖妍美色，甚於狐魅。狐魅惑人，令人厭患。身雖致死，不入惡道，爲厭患故，永離邪淫。妖艷惑人，令人愛著，乃至身死，留戀彌深。爲邪念故，死墮地獄，永夫人道，福路長乖。故經云：今世發心爲夫妻，死後不得俱生人道。所以者何？爲邪念故。又觀色若定是美，何故魚見深入，鳥見高飛？仙人以爲穢濁，賢士喻之刀斧？一生之命，七日不食，便至於死。百年無色，翻免夭傷。故知色者，非身心之切要，適爲性命之讎賊，何乃繫戀，自取銷毀？若見他人爲惡，心生嫌惡者，猶如見人自殺己身，引項，承取他刃，以自害命。他自爲惡，不遣伐當，何故引取他惡，以爲己病？又見爲惡者若可嫌，見爲善者亦須惡。夫何故？同障道故。若苦貧者，則審觀之，誰與我貧？天地平等，覆載無私，我今貧苦，非天地也。父母生子，欲令富貴，我今貧賤，非由父母。人及鬼神，自救無暇，何能有力，將貧與我？進退尋察，無所從來，乃知我業也，乃知天命也。業由我造，命由天賦。業命之有，猶影響之逐形聲，既不可逃，又不可怨。唯有智者，因而善之，樂天知命，不覺貧之可苦。故莊子云：業入而不可捨。爲自業。故貧病來入，不可捨止。經云：天地不能改其操，陰陽不能迴其業。由此言之，故知真命非假物也；有何怨焉？又如勇士逢賊，無所畏懼，揮劍當前，群寇皆潰，功勛一立，榮禄終身。今有貧病惱害我者，則寇賊也；我有正心，則勇士也；用智觀察，則揮劍也；惱累消除，則戰勝也；湛然常樂，則榮禄也。凡有苦事，來迫我心，不作此觀，而生憂惱者，如人逢賊，不立功勛，棄甲背軍，以受逃亡之罪。去樂就苦，何可愍焉！若病者，當觀此病，由有我身，我若無身，患無所託。故經云：及吾無身，吾有何患？次觀於心，亦無真宰，内外求覓，無能受者。所有計念，從妄心生，若枯體灰心，則萬病俱泯。若惡死者，應念我身，是神之舍。身今老病，氣力衰微，如屋朽壞，不堪居止，自須捨離，別處求安。身死神逝，亦復如是。若戀生惡死，拒違變化，則神識錯亂，自失正業。以此託生，受氣之際，不感清秀，多逢濁辱。蓋下愚貪鄙，寔此之由。是故當生不悦，順死無惡者，一爲生死理齊，二爲後身成業。若貪愛萬境，一愛一病。一肢有疾，猶令舉體不安，而向一心萬疾，身欲長生，豈可得乎？凡有愛惡，皆是妄生。積妄不除，何以見道？是故心捨諸欲，住無所有，除情正信，然後返觀舊所癡愛，自生厭薄。若以合境之心觀境，終身不覺有惡；如將離境之心觀境，方能了見是非。譬如醒人，能知醉者爲惡；如其自醉，不覺他非。故經云：吾本棄俗，厭離人間。又云：耳目聲色，爲子留愆，鼻口所喜，香味是怨。老君厭世棄俗，猶見香味爲怨。嗜慾之流焉知鮑肆爲臭哉！

泰定　夫定者，盡俗之極地，致道之初基，習静之成功，持安之畢事。形如槁木，心若死灰，無感無求，寂泊之至。無心於定而無所不定，故曰泰定。《莊子》云：宇泰定者，發乎天光。宇則心也，天光則慧也。心爲道之器宇，虚静至極，則道居而慧生。慧出本性，非適今有，

故曰天光。但以貪愛濁亂，遂至昏迷，澡雪柔挺，復歸純静。本真神識，稍稍自明，非謂今時，別生他慧。慧既生已，寶而懷之，勿爲多知，以傷於定。非生慧之難，慧而不用爲難。自古忘形者衆，忘名者寡。慧而不用，是忘名者也，天下希及之，是故爲難。貴能不驕，富能不奢，爲無俗過，故得長守富貴。定而不動，慧而不用，德而不恃，爲無道過，故得深證常道。故《莊子》云：知道易，勿言難。知而不言，所以之天；知而言之，所以之人。古之人，天而不人。慧能知道，非得道也。人知得慧之利，未知得道之益。因慧以明至理，縱辯以感物情。與心徇事，觸類而長，自云處動，而心常寂焉。知寂者，寂以待物乎？此行此言，俱非泰定。智雖出衆，彌不近道。本期逐鹿，獲兔而歸。所得蓋微，良曲局小。故《莊子》云：古之修道者，以恬養智。智生而無以知爲也，謂之以智養恬。智與恬交相養，而和理出其性。恬智則定慧也，和理則道德也。有智不用，以安其恬。養而久之，自成道德。然論此定，因爲而得成。或因觀利而見害，懼禍而息心；或因損捨滌除，積習心熟，同歸於定，咸若自然。疾雷破山而不驚，白刃交前而無懼。視名利如過隙，知生死若潰癰。故知用志不分，乃凝神也。心之虛妙，不可思也。夫心之爲物，即體非有，隨用非無；不馳而速，不召而至；怒則玄石飲羽，怨則朱夏殞霜；縱惡則九幽匪遥，積善則三清何遠？忽來忽往，動寂不能名；時可時否，蓍龜莫能測；其爲調御，豈鹿馬比其難乎！太上老君運常善以救人，昇靈臺而演妙，略二乘之因果，廣萬有之自然。漸之以日損，頓之以不學。喻則張弓鑿户，法則挫鋭解紛。修之有途，習以成性。黜聰隳體，嗒焉坐忘，不動於寂，幾微入照。履殊方者，了義無日，由斯道者，觀妙可期。力少功多，要矣！妙矣！

得道 夫道者，神異之物，靈而有性，虛而無象，隨迎莫測，影響莫求，不知所以不然而然之。通生無匱，謂之道。至聖得之於古，妙法傳之於今。循名究理，全然有實。上士純信，尅己勤行。空心谷神，唯道來集。道有至力，染易形神。形隨道通，與神爲一。形神合一，謂之神人。神性虛融，體無變滅。形與之同，故無生死。隱則形同於神，顯則神同於形。所以蹈水火而無害，對日月而無影，存亡在己，出入無間。身爲滓質，猶至虛妙，况其靈智益深益遠乎！故《靈寶經》云：身神共一則爲真身。又《西昇經》云：形神合同，故能長久。然虛心之道，力有深淺，深則兼被於形，淺則唯及其心。被形者，則神人也；及心者，但得慧覺而已。身不免謝，何則？慧是心用，用多則體勞。初得小慧，悦而多辯，神氣散洩，無靈潤身，生致早終，道故難備。經云屍解，此之謂也。是故大人含光藏暉，以期全備。凝神寶氣，學道無心，神與道合，謂之得道。故經云：同於道者，道亦得之。又云：古之所以貴此道者，何不日求以得，有罪以免耶？山有玉，草木因之不彫，人懷道，形體得之永固。資薰日久，變質同神。練神入微，與道冥一。散一身爲萬法，混萬法爲一身。智照無邊，形超有際。總色空以爲用，合造化以爲功。真應無方，信惟道德。故《西昇經》云：與天同心而無知，與道同身而無體，然後大道盛矣。而言盛者，謂證得其極。又云：神不出身，與道同久。且身與道同，則無時而不存。心與道同，則無法而不通。耳則道耳，無聲而不聞；眼則道眼，無色而不見。六根洞達，良由於此。至論玄教，爲利深廣，循文究理，嘗試言之。夫上清隱秘，精修在感，假

神丹以鍊質，智識爲之洞忘；《道德》開宗，勤信唯一，蘊虛心以滌累，形骸得之絶影。方便善巧，俱會道源；心體相資，理踰車室。從外因內，異軌同歸。該通奧賾，議默無逮。二者之妙，故非孔釋之所能鄰。其餘不知，蓋是常耳。

（《雲笈七籤》）

四　存思

（一）存思三洞法

常以旦思洞天，日中思洞地，夜半思洞淵，亦可日中頓思三真。存思之法：

次入室東向，叩齒三十二通，先瞑目，思素靈宮清微府中青氣、赤氣相沓鬱鬱來，下入兆身中泥丸上宮，便嚥九氣；次思蘭臺府中赤、黄二氣相沓如先來，下入兆身絳宮之中，便嚥九氣；次思皇堂府中白、黑二氣相沓如先來，下入兆身臍下，丹田宮中，便嚥九氣。嚥三洞氣畢，便仰祝曰：天地混沌，淵源三精。元始結化，五氣混生。變化玄元，灌注身形。服御流霞，昇入紫庭。北帝落死，東華記名。洞達幽微，與帝合並。畢，又叩齒九通，思元洞元明元曜延靈耀元君玄混，以陽霞朱明之符，授與我身；次思洞天生官，衣服諱字如上法，並從素靈宮清微府中下，以次入兆泥丸宮中。畢，仰祝曰：洞天上元，監御九玄，總統三氣，混生丹田，披洞幽關，出入無間。魂魄寶耀，纏絡華鮮，飛雲降室，遊宴紫天，齊保天地，長享億年。

思洞天畢，轉向南，思洞地洞真大熒惑星大洞元生太靈機皇君景化，以通明四洞九元之符，以授我身；次思洞地生官，衣服諱字如上法，並從素靈宮蘭臺府下，入兆身絳宮中。便仰祝曰：洞地中元，總領飛仙，華冠寶耀，腰青建巾，授我靈符，通真致神，洞思幽微，受帝祕言，解胞散結，九孔朗然，七祖咸脱，上昇南軒，雲輿下降，白日昇晨。

思洞地畢，轉向北，思洞淵洞玄太白子留金城耀耀元精元導太仙君，諱浩田，以啓通明天寶符，以授兆身；次思洞淵生官，衣服諱字如上法，並從素靈宮皇堂府下，入兆身臍下丹田宮中。便仰咒曰：洞淵幽關，上參三元，玄氣鬱勃，飛霞紫雲，流黄五色，華晨寶符，服御啓明，與天長存，乘空駕靈，遊宴玉晨，携堤景皇，結友真仙。

思洞淵畢，還東向，叩齒九通，嚥氣九過，三洞畢矣。子能行之，真神見形，玉女可使，玉童見靈，三元下降，以丹輿緑軿，來迎兆身，上昇太清。惟在寶祕，慎勿輕傳。

（《雲笈七籤》）

（二）老君存思法

師曰：修身濟物，要在存思。存思不精，漫瀾無感。感應由精，精必有見。見妙如圖，識解超進，神氣堅明，業行無倦，兼濟可期，期於有證，證之顯驗，逆知吉凶，以善消惡。一切所觀，觀其妙色，色相爲先，都境山林，城宮臺殿，尊卑君臣，神仙次第，得道聖衆，自然玉姿，英偉奇特，與我爲儔，圓光如日，有炎如煙，周繞我體，如同金剛。文不盡意，猶待訣言，言妙罕傳，文精希現。現傳果驗，劫載一人。一人明難，非爲無果。勿課不易，而息遵求。求之能

篤，隨漸昇登。雖未具足，微涉便到勝途，出俗居道。居道化俗，涅而不緇，故號居士，一曰道士。士，即事也。習事超倫，謂之大覺。覺者，取微味圖證驗，得烏之羅在其一目如左。本文內所說形圖畫像原闕。

存道寶第一

師曰：寶者，自然元一，無祖無先，常存無滅，濟度無窮，應感爲三，終始一也。不一由人，人有億兆，心兆億行，大品有三：上、中、下才，悟或遲速。速之與遲，必宗三寶：一曰道寶；二曰經寶；三曰師寶。師寶者，得道人，爲我師也；經寶者，自然妙文，師所傳也；道寶者，無形之形，即太上是。窅冥中精應感緣時成數，分形散體，不可思議。議而思之，得不可得。得不可得，竟何所得？得道真也。真也者，得之不死不生，生死應化，不損不勞，保此貴重，故號道寶。存思之時，皆應臨目，常見太上在高座上，老子在左，元君在右；又見經在西方，師在東面；次見十天光儀、侍衛文武、伎樂各從方來，朝禮太上。先存見齋堂，爲太玄都玉京山七寶城宮臺寶蓋獅子之座，座上蓮花以爲茵籍，牀前獅子蹲踞相向，香官伎樂參然羅列。

存經寶第二

見道寶竟，仍存玄臺之裏，在於太上之西，有七寶莊嚴，光明帳座，座有玉案，案有寶經。絳綃之巾，火鈴之室，宛籍縕函，鎮覆經上。玉童玉女，侍衛香燈。三十六部，道德爲宗。太玄侍官，其形如左。

存師寶第三

見經寶竟，仍存玄臺之裏，在於太上之東，有七寶莊嚴，明光帳座，座上有玄中大法師，即是高上老君，妙相不可具圖，應感變化無定。無定之定，定在心得；心得有由，由階漸悟；悟發之初，先睹玉貌。素髮玄冠，黃裳皂帔。憑几振拂，爲物祛塵，凝神釋滯，以正治邪。仙真侍側，左右肅然，人天相交，其形如左。

存十方天尊第四

見三尊竟，仍存十方天尊相隨以次，同詣玄臺，朝禮太上，嚴整威儀，爲一切軌則。

北方，無極太上道德天尊；服色黑，羽儀多玄。

東方，無極太上道德天尊；服色青，羽儀多碧。

南方，無極太上道德天尊；服色赤，羽儀多丹。

西方，無極太上道德天尊；服色白，羽儀多素。

東北方，無極太上道德天尊；服色青黑又多黃。

東南方，無極太上道德天尊；服色青赤又多黃。

西南方，無極太上道德天尊；服色赤白又多黃。

西北方，無極太上道德天尊；服色白黑又多黃。

上方，無極太上道德天尊；服色玄紫又多蒼。

下方，無極太上道德天尊；服色黃紅又多綠。

右十人其形如左。天尊雲駕同到玉京，傘扇羽儀不可悉備，伎樂侍從亦迴具陳。舉一反三，聞一知十耳。

授《道德經》存三宮第五

授《道德經》，師北向，置經於案上，弟子伏左，師執經，弟子擎法，信師叩齒三十六通。心存三宮：泥丸上元宮也、絳宮中元宮也、丹田下元宮也。三一出千乘萬騎，營衛於經，其形如左。

朝朝於户外存四明等第六

朝朝於户外咒，存見四明功曹一人、通真使者一人、傳言玉童二人、侍静玉女二人。

右六人其形如左。

凡神官位號，各以明義。雖皆道應感化不同，前後高卑，各隨才識，識悟緣漸，故諸官互陳，或申通宣傳，或侍衛開導，學者所求，各從其願。三元妙氣，氣妙本一，一本居宗，三元化接，三之宗一，四主冥明。明之者知道；知道者見妙。見妙由明，資於神識。職有典掌，總名爲曹，曹有績效，皆名爲功。功曹接導，開闔睹明，故曰四明。凡夫蒙愚，憑道乞照，修行法事，先關功曹，次及通真使者，玉童玉女，達道正神能致生氣。生氣即妙一之本，入身則延年不死，超三界之上，居三元宮中，正一合德，八方和明，功職所關，故號四上。右虎左龍，仁義嚴明，仁以輔善，義以止惡。惡消善積，由於知真，真無復雜，雜弗能變，故稱素女。潔白靡污，夜闇無明，兼須童朗。上玄少女，演元始之氣同。學者入黄宫之中，中極正宗，高尊所處。信誠感通，所啓必允，黄房八窗，義依此例。

夕入於户存四上等第七

夕入常於户外咒，存見四上功曹一人、龍虎使者二人、侍静素女一人、開明童子一人、上玄少女一人。

右六人其形如左。

入堂存三師第八

入堂先思見經師；次思見籍師；次思見度師。

右三條各見所在之方也。

存五臟五嶽五星五帝金映五色圓光第九

存三師竟，次思見五臟、五嶽、五星、五帝。

右四條備衛身中。身中變化，無所不容。至於畫圖無由，備受之於外，標名方位得之，言前功拘蹟致謬耳。

金映蓋一體，體作五色，從肺後出，項有圓光如日象。

右三條在身中照明十方。

凡存思之時，皆閉目内視，人體多神，必以五臟爲主。主各料其事，事各得其成，成正則一而不二，則隱顯無邪，無邪則衆如可見，見則與聖符同，同聖即可弘，積學自然感會，是以朝夕存思，不可懈怠。存者何也？敦也、輪也。思者何也？司也、嗣也。勿以輕躁失本，學以重厚得宗，得宗則輪轉無滯，輪轉無滯則存而不亡。不亡由於司察善惡，善惡在乎嗜慾偏頗。嗜慾偏頗者，愛憎迴遑，往返生死，勞苦未停。未停之停，停善不著善之善，歸宗未能至

至宗。無者資於念，念相續繼，念嗣存無，有入於無間，無爲而無不爲，號曰微妙玄通。和光挫鋭，濟度無窮，是故爲學之基，以存思爲首。存思之功，以五臟爲盛。臟者何也？藏也。潜神隱智，不炫耀也。智顯慾動，動慾日耀，耀之則敗，隱之則成。光而不耀，智静神凝，除慾中净，如玉山内明，得斯時理，久視長生也。

第一見肺，紅白色，七葉，四長三短，接喉嚨下。肺者何也？腦也，伐也。善惡之初，兆而未明，明則伐善，善廢惡興，伐人命根，根斷不斷，由於此臟。此臟藏魄。魄者何也？粕也，著也。人之炫耀，莫不關慾。慾著曰惡，惡如糟粕。愚俗滯之不識精本，今願捨著存而見之，魄則肅然，不得爲惡。惡急宜改，先存之火，與金合成則未分，其色紅白，葉數納言，取其和成德。德始於肺，終於脾。脾一又二，兼濟也。兼濟者，信也。

第二見心，如芙蕖未開，又似懸赤油囊，長三寸在前。心者何也？深也，斟也。是非未辯，斟酌優量，敗則滅身，成則得道，禍福之深，由於此臟。此臟藏神，神者何也？申也，真也。智慧之主，使屈能伸。存而見之，神則凝然，識定入真，不可深厚也。

第三見肝，蒼紫色，五葉，三長二短，九寸，在心下。肝者何也？幹也，還也。悟惡氣能改，決定無疑，行善建功，乾事不怠，審正還宗，由於此臟。此臟藏魂，魂者何也？紛也，迴也。紛紜俗海，迴向道門。存而見之，魂則欣然歡進，勤立克隆，善業也。

第四見腎，蒼色，如覆雙漆盃，長五寸，俠脅兩膂著脊。腎者何也？緊也。津習善緊，緊不及慢，津潤無窮，濟度無極 通道祛俗，由於此臟。此臟藏精。精者何也？清也、靈也。動以徐清，化變無礙，神靈往還，提携空極。存而見之，精則澄然不散泄也。

第五見脾，黄蒼色，長一尺二寸，中有一尺，曲。揜太倉胃上。脾者何也？裨也，移也。清凝潜潤，補益一切，能安能移，而不匱既成，由於此臟。此臟藏志。志者何也？至也，異也。潜潤密化頑鄙異人，存而見之，信驗治志，則湛然至道乎。

坐朝存思第十

坐朝者，端坐而修禮也。凡有公事私礙，或在非類之間，不得束躬，止當展敬，但自安坐，不使人知，香火非嫌乃可爲之。人見致笑，亦不可闕，將護彼意，勿增他愆。初夕、向曉，依時修之，白日啓請亦宜平坐。坐則如常，勿革形色，惟令異人，不能覺知，人覺而喜，乃可化之，覺而嗤鄙，訾毁正真，設其招殃，又壞子業。古之學道爲己，今之學道爲人。爲人苟以悦人，不顧心非。爲己者，存心是則不顧蹟違，違亦申心。致感迷速，强欲伏衆，有蹟無心。非惟徒勞，乃更獲罪。學真之士，各加思宜，宜貴會時，時貴善合，合而非善，此時勿會。會必兼濟，濟物及身，善善相得，捨惡昇仙，乃謂爲會。會惡致敗，名濫殊若。出處所遭，遭時二病：一者滯心，二者執蹟。執蹟者，宜以心法化之；滯心者，宜以蹟法引導。導蹟弗偏，化心遺執，二病豁除，上聖之道就矣。凡行經山水，積日舟車，舟車之中，山水之際，步涉登陟，舍住相須，疲倦止息，皆依時存禮。隱顯隨宜，存思精審，自然忘勞，魔邪惡人，不敢撓近。當誦經行戒，以善興居。興居無善，破戒違經，雖復存禮，終不睹真，嫉鬼妬神，凶人惡物，更相衝犯，煩惱生灾，坐卧無寧。急存久行，行之檢身，心存口誦，解了無疑，以定三業。三業既定，衆灾自消，人鬼敬伏，擁護去來，出入動静，必保貞吉。凡行者，亦存《想爾注》，三業在《盟威經》後，凡存思者，急宜憶之，故標出如左。

上最三行：行無爲；行柔弱；行守雌，勿先動。

中最三行：行無名；行清静；行諸善。

下最三行：行無慾；行知止足；行推讓。

一者不殺；二者不盗；三者不淫。此三事，屬身業。

一者不妄言；二者不綺語；三者不兩舌；四者不惡口。此四事，屬口業。

一者不嫉妬；二者不瞋恚；三者不邪疑。此三事，屬心業。

右九行三業、十事存念。驚恐人思相干，皆速思之，危即安也。

卧朝存思第十一

卧之爲法，勿正仰如尸，當側傍檢體，莫恣縱四肢。不可高枕，三寸許耳。香藥爲枕，無用惡木，冷漯穢臭衝犯泥丸，雖行途權假，常宜防之。卧起咒願，善念存心，心存朝禮，時不可闕。闕礙公私，後皆懺悔也。

朝出户存玉女第十二

玉女者，是自然妙氣應感成形。形質明净，清皎如玉，隱而有潤，顯又無邪。學者存真，階漸昇進，進退在形，出入在道。道氣玄妙，纖毫必應，應引以次，從卑至尊。故白日則玉女守官；夕夜則少女通事，濟度危難，登道場也。

夕出户存少女第十三

夕出户咒曰：少女通靈。學未昇玄，不得無業，業有優劣，皆必須因，因精果妙，乃一其神。神而未一，由學未止，諧之以漸，引陰濟陽。人生陽境，動静歸陰，陰爲道幾，應感最妙。妙應之初，有兹少女，秉正治邪，和釋隔戾，罰惡祐善，陰德濟陽，顯稱玉明，其可堅貞。咒而存之，成真則速矣。

右一人其形如左。

齋存雲氣兵馬第十四

朝夕出入，存神禮師，志與朝儀同。凡行道時所存。清旦先思青雲之氣，匝滿齋堂中，青龍、獅子備守前後；次思青氣從師肝中出，如雲之昇，青龍、獅子在青氣中往覆，弟子家合宅大小之身，仙童、玉女、天仙、飛仙、日月星宿、五帝兵馬九億萬騎、監齋直事、三界官屬，羅列左右耳。正中思赤雲之氣，匝滿齋堂，朱雀、鳳凰悲鳴左右；次思赤氣從師心中出，如雲之昇，鳳凰、朱雀在赤氣中往覆，弟子家合宅大小之身，仙童、玉女、天仙、飛仙、日月星宿、五帝兵馬九億萬騎、監齋直事、三界官屬，羅列左右。日入思黃雲之氣，匝滿齋堂，黃龍、黃驎備守四方；次思黃氣從師脾中出，如雲之昇，黃龍、黃驎在黃氣之中往覆，弟子合家大小之身、仙童、玉女、天仙、地仙、飛仙、日月星宿、五帝兵馬九億萬騎、監齋直事、三界官屬，羅列左右。此三時行道，六時依如後科。人定思白雲之氣，匝滿齋堂，白虎、騏驎備守内外；次思白氣從師肺中出，不須存騏驎，宜存白虎。若存驎，思白驎在白氣中往覆，弟子合家大小之身仙童、玉女、兵馬、日月，悉如前法。黃籙大齋三時，行道宜用日入。常齋三時，可取人定，人定而用日入存思。又六時更從青始，次赤周白，此皆失法，青、白别有，皆非五臟六腑之儀也。夜半思玄雲之氣，匝滿齋堂，靈龜、螣蛇備守上下。次思黑氣從師腎中出，如雲之昇，靈龜、螣蛇在黑氣中，仙童、玉女、日月兵馬，悉如前法也；向曉思紫雲之氣，匝滿齋堂，辟邪獅子，備守隱顯；次思紫氣從師膽中出，餘如前法。其形如左。

凡師思雲氣，各從方來。青雲出上。見從其方稍出，漸成蓊鬱，氤氳充溢堂宇。然後思己身中藏氣又出，與雲色採合氣同，明净香潔，覆庇家門，宮城山水，小大畢周。神官靈獸，

齊整參羅，前後左右，四方內外，上下隱顯，六時轉隆，神靈普遍也。

上講座存三色三一魂魄第十五

上講時，先存三色；次存三一。行道有六時，上講但三時，食後、上晡、人定。三時入齋堂，捻香禮三拜，巡迴依坐。竟，有衆者，法師以板擊席，仍放板膝前，同臨目握固，存頭氣青；兩手氣赤；兩足氣白，三氣繞身。其形如左。

初登高座先存禮三尊第十六

講義及讀經，先靜，竟，登起向太上座，三過上香，却後數尺，禮三尊三拜。又仍存經師、籍師、度師，各禮一拜，合六拜，乃登高座，其形如左。三尊者，道尊、經尊、真人尊。三尊通乎人身，人身欲與三尊同者，清齋、精思、禮拜，存之日一過，如此初下六拜，後重不須禮。一則二拜，叩搏願念如法。羸者，心拜之。

登高座侍衛第十七

登高座，安坐安坐者，大坐也。歛板當心，鳴鼓三十通，嚥液三十六過。臨目見左青龍、右白虎、前朱雀、後玄武、足下八卦神龜、三十六獅子伏前，頭巾七星，五臟生五氣，羅文覆身上。三一侍經，各千乘萬騎，仙童玉女衛之。其形如左。

萬遍竟雲駕至第十八

能讀五千文萬遍，太上雲駕下迎。萬遍畢，未去者，一月三讀之，須雲駕至便昇仙。其形如左。修行萬遍之道，又存五雲之星，轉經之後，夜半至生氣之時，飽服五牙之氣，坐向月建之方，叩齒九通，嚥液三十六過。臨目存五星辰在頭，歲在左肘，太白在右肘，熒惑在兩膝間，鎮在心中，久久乃止。行入常思不忘，千災自然絶，萬禍不能干。後當身上出水，身下出火，智慧六通，奄見五老，是五星精神，見之則變化自在，同昇乎天也。

（《雲笈七籤》）

〔三〕思修九宮法

守寸在兩眉頭入三分，左黃闕紫户，右絳臺青房。天庭宮，左明堂上，雌宮。明堂宮，兩眉中却入一寸，是雄宮。極真宮，左洞房宮上，雌宮。洞房宮，兩眉間却入二寸，是雄宮。玄丹宮，在丹田泥丸宮上，雄宮。丹田泥丸宮，兩眉間却入三寸，是雄宮。太皇宮，在流珠宮上，雌宮。流珠宮，在泥丸宮後一寸，是雄宮。玉帝宮，在流珠宮後一寸，是雌宮。

守寸紫户大神，名平靜，字法王。青房大神，名正心，字初方。三呼其名字，祝曰：紫户青房，有二大神，手把流鈴，身生風雲，俠衛真道，不聽外前，使我思感，通利靈關，出入貞利，上登九門，即見九真，太上之尊。

明堂宮，左有明童真君，諱玄陽，字少青；右有明女真官，諱微音，字少元；中有明鏡君，諱照精，字四明。三君共治明堂宮，並著綠錦衣，腰帶四玉鈴，口銜玉鏡，鏡鈴並赤玉，並如嬰兒之狀。三呼三君名字，叩齒九通，則千妖伏息。

洞房宮，左有無英公子，右有白元君，中有黃老魂。三真共治洞房宮中。此飛真之道，在《金華經》中。

丹田泥丸宮，左上元赤子，名玄凝天，字三元先；右帝卿君，名肇勒精，字中玄生。二人共治丹田宮。此守三元真一，地真之要路，昇空乘龍車之道也。

流珠宮，有流珠真神居之，又有日月中女子，名纏旋，字密真。別有《流珠經》，此太極公

卿司命之道。

玉帝宮，有玉清神母居之，又有紫素、黃素、白素三素元君居之。上清神母姓廉，名銜，字荒彥；長九寸九分，著黃衣素靈之綬，頭戴七稱珠玉之髻，冠無極進賢冠，居無上之上，太極珠宮中七宮府，五靈鄉，玄元里，下治兆身玉帝宮中。

天庭宮，有上清真女居之。真女姓厥，名迴，字粥類。長六寸六分，著青寶神光錦繡霜羅九色之綬，頭戴玉寶飛雲之髻，冠玄黃進賢之冠，居無上之上，太上崑崙太幽宮中明堂府，九光鄉，大化里，下治兆身天庭宮中。

極真宮，有太極帝妃居之。太極帝妃姓玄，名靈生，字伯元。長七寸七分，著玄羅五色鳳文之綬，頭戴七寶玄雲之髻，冠無極進賢之冠，居無景之上，太清極玄宮中玉房府，三丹鄉，丹元里，下治兆身極真宮中。

太皇宮，有太上君後居之。太上君後姓遷，名含孩，字合延生。長三寸三分，著七寶飛精玄光雲錦霜羅九色之綬，頭戴九玄玉精頽雲之髻，冠玄黃無極三寶玉冠，居太清九玄之洞，無極真宮中丹精府，靈光鄉，玄玄里，下治兆身太皇宮中。

四宮雌真一之道，高於雄真一。素靈所祕，是天元始生之陰，宮號帝妃也。叩齒十六通，祝曰：太清陰神，號曰女靈。變景九玄，乘真隱冥。日吉天朗，告齋上清。心念目矚，洞鑒神形。還守宮宅，玉華芳盈。五色變化，流黃紫青。運致飛霞，上造帝庭。畢，叩齒三十六過止。

玄丹宮，有中黃太一真君居之。太一真君厥諱規英，字化玄。貌如嬰孩，坐在金牀玉帳之中，著紫綠錦衣，腰帶流火之鈴，鈴赤色，光聲聞於十萬里。左手把北斗七星之柄，右手把北辰之綱。乃存北極辰星，中有紫氣滿宮，溢出身外，身與紫氣混合爲一；又存日從天上下，入玄丹宮紫氣中央；次存中黃太一真君，從北極紫氣中下，入兆玄丹宮日中央坐，口吐紫氣滿玄丹宮中；又存己身，上入玄丹宮中，對中黃太一真君坐。因心起再拜膝前問道，求神仙長生之意，因存口吞紫氣四十過。又存北斗七星，中有一赤氣大如弦，下入己玄丹宮中；又存太一真君，與兆俱乘日入赤氣道中，上詣北斗魁中，寢卧良久。行之十八年後，使玉童玉女。祝曰：太上真皇，中黃紫君，厥諱規英，字曰化玄。金牀玉帳，紫繡錦裙，腰帶火鈴，斬邪滅姦。手把星晶，項生日真，正坐吐氣，使我噏吞。與我共語，同晏玄丹，鍊灌七魄，和柔三魂。神靈奉衛，使我飛仙。五臟自生，還白童顏。受書上清，司命帝官，所願所欲，百福惟新。

頭中諸真神，上治九天之上，下治頭中泥丸。人身中百神，皆與天靈通同。久存呼之，則載人昇天也。其文在前。

帝君諱逢陵梵，字履昌靈，一名七靈，一名神丈人，居太極紫房中，爲身中百神之主。帝君上治玉清天紫房宮，下治人頭紫房宮中。太一名務猷收，字歸會昌，一名鮮明，一名寄頻。左無英公子，名玄充叔，字合符子，一名元素君，一名神公子。洞房宮。右白元洞陽君，名鬱靈標，字玄夷絶，一名朱精，一名啓成。在六合洞房宮。中央司命丈人君，名理明初，字玄度卿，一名神宗，一名靈華。六合洞房宮。司命桃君，名孩道康，字合精延，一名命王，一名胞根。六合洞房宮。

帝君主變，太一主生，司命無英主精，白元主魂魄，桃康主神靈。人有五籍五符，禀之帝君，五神執之，各主其一，間關本命除死籍，上生名。常存五神，各捧一青玉案，上有我五符五籍。符長一寸，廣五分；籍長五分，廣一寸。存司命君左手把白玉簡，右手執曾青筆，爲我削除死録白簡黑書，爲我上生録白簡青書。存符籍上有我州縣、鄉里、姓名、年如干，青文緑字，分明了了。五神各捧案，擎符籍，從六合宮中上入紫房宮中，對帝君前以呈帝君。帝君即命左玄一老子，名林虛夫；右三素老君牢張上；正一左仙人仲成子；正一右仙人曲文子，方兆兆己符籍，上詣玉清太素、太上三元、上清高玄諸君、九天宮。太素三元高玄並太上仙宮也。

（《雲笈七籤》）

（四）思九宮五神法

九天九宮，中有九神，謂天皇九魂，變成九氣，化爲九神，各治一宮，故曰九宮。太清中有太素、太和，洞房中有明堂絳宮，是曰六府。上曰天府，下曰洞臺。三五之號，其位不同。一曰太清之中，則三五帝君。二曰三一丹田，神又五者，符籍之神太一、公子白元、司命、桃君是也，合而名爲三五。三五各有宮室，若三真各安在其宮，五神上見帝君，帝君左有元老丈人，右有玄一老君，此則無極之中，所謂九宮上一則真一也。九君所謂天之魂，自然成真子也，以爲兆神者也。若兆知精存九君，深思三真，必能以兆一體周旋三五之中，反覆七九之裏，使天帝之靈魂常治兆己，五神奉籍，周而復始，必將白日登度，何但不死而已哉！

（《雲笈七籤》）

（五）存元成皇老法

以月二日、三日夜半安卧，閉目，存思太極中皇帝君，次思左有元成老子，衣青衣，冠五華白冠，左手持金液漿，右手持白幡，並在太極之中。有九名：一曰太清，二曰太極，三曰太微，四曰紫房，五曰玄臺，六曰帝堂，七曰天府，八曰黄宮，九曰玉京玄都。要而言之，從人頂上直下一寸爲太極宮，太極宮方一寸耳，在六合宮之上。六合太一之神居焉。從兩眉間却入一寸爲明堂，却入二寸爲洞房，却入三寸爲丹田。其明堂之北，洞房之南，兩眉間之上一寸爲六合宮，宮方一寸。存三真畢，又存我魂一人如我之狀，上入太極宮。二老因授青芝金液漿見與，以次存食芝而飲漿，青芝似蓮華，漿似美酒耳。飲食都畢已，乃再拜帝君之前，而言曰：今日清吉，帝君在庭，賜以神芝，金液玉漿，二老度籍，太一奉章，長生久視，壽命未央。又存帝君答曰：幸哉奉時，月二日、三復來。畢，因以取服，名受帝之藥。存思太極之時，皆當從兩眉間入焉。兩眉間爲泥丸之玉門，名曰守寸黄闕紫房矣。

（《雲笈七籤》）

（六）存帝君法

常以本命日，或正月一日，或以六戊日，正中時冠帶入室，北向，再拜，咒曰：

高皇帝君，太上玉晨，皇天元老，無上大道，曾孫某甲，願帝君長安兆身紫房宮中。其夜人定時，入密室正卧，冥目上向，存念北斗太極中央大明星，精耀正黄，光氣來下在兆目前，引入口中，嚥三十七過止。存使黄精和氣，填滿太倉、黄庭、中下丹田，下至陰室地户，周行

匝體，悉令畢至。乃又念紫房宮中有五人，欻象成五帝，天皇帝君正在中央，太一來上當跪帝前，奉兆命籍，司命立後，除兆死録，存削去死録。死録，黑簡白書也；生録，白簡青書也。存見白玉之簡，曾青之筆，司命進授此白簡青筆於帝君，帝君伏南向而書之曰：某郡某鄉里、其甲字、乞玉簡記年，長生上玄，所向如願，爲真爲仙，天下見者，皆曰真人。太一司命，保護甲身。永養日月，壽百萬年。又心存籍簡一枚，令長一寸，闊五分耳。思念書字，極令了了。又次存太一、公子、白元、司命、桃君五人，從六合宮上入紫房中，各奉書玉案，案上各有一符，符各有青緑色，以呈帝君。帝君以次取符，付向者共化之四帝。其一帝名曰彫梁際，字青平；其一帝名曰長來覺，字南和；其一帝名曰彰安辛，字西華；其一帝名曰保成曷，字北伐。存此四帝並共讀五符，讀五符畢，因授與兆。兆得符即跪帝君前，以次服之。畢，又存思四帝從虛空中上昇三天，臨去各告兆曰：子能常存我名字者，則辟萬害，長生不死。我太上之子，三元之内真，度汝命籍，五符入形，故以永存天地，以致仙靈也。若春月則存青平帝，以青液之醴，盛以青玉碗一升見與，服之。服之畢，四帝俱上昇天也。夏月存南和帝，四時仿此也。

（《雲笈七籤》）

〔七〕存玄一老子法

又存帝君之左，有玄一老子，服紫衣，建龍冠；又存帝君之右，有三素老君，服錦衣，建虎冠。夫龍虎冠，象如世間遠遊冠，而有龍虎之文章也。玄一老子，名林虛夫，字靈時道；三素老君名牢張上，字神生道。二老並從，正一仙人在後，其左仙人仲成子，一名帝賓，字四華；其右仙人曲文子，一名光堅，字靈和。服色衣冠，亦如二老之狀。

（《雲笈七籤》）

〔八〕存司命法

又存司命，下至六合中，詣太一宫，司命合形太一。太一復上請帝君，度兆符籍。太一啓帝君曰：符籍已度，司命合形，四帝賜醴，高上記生，乞得書名出録，以付二老君。於是帝君，忽於懷中出兆命籍，付左老子；又於懷中，出兆五符，付右老君。二老授符籍，而言於帝君曰：某甲生録已定，長存世上，帝符五行，上記太素宫。於是二老命二正一仙人仲成子、曲文子、賫某甲命籍、五符，上詣玉清、太素、太上、三元、上清、高玄諸君，九天宫宣令：帝度某甲生籍，使得神仙，號曰真賢。二老有命，皆使記焉。於是二人賫兆符籍，宣於九天，良久，都畢。又存司命、太一分形，各爲一人，共遊行太清，檢御一體，百神上下既匝，各還其宫。名此爲百神混合本命帝君大變之道。五帝定録之時，二老定生之會也。

（《雲笈七籤》）

五　存神

〔一〕思神訣

夫道者，有形之父母也，寂然不動，至虛無也；感而遂通，至神明也；視之不見，無形容

也；聽之不聞，無音聲也。故無形無名，言象莫能得也；有情有信，變化有以生也。生之來神，氣聚也；身之有陰，陽結也。兩儀以分，萬象以成也；天地迴薄，日月以明也。莫不由至道神用，而元一以靈。且人爲物靈，貌爲事真，智慮純白，耳目澄清，外周六氣，內運五行，形自寂寞，神生窅冥。然則至道無形，應生元氣，謂之一也；一之所剖，分爲三也。三者，清、濁、和，結爲天、地、人也；亦曰三元，上、中、下也；在天爲三光，日、月、星也；在地爲三寶，金、玉、珠也；在人爲三生，耳、目、心也；在道爲三氣，玄、元、始也；又爲三天，清微、禹餘、大赤也；復爲三境，玉清、上清、太清也。又曰：清氣上浮爲天，濁氣下凝爲地，和氣中結爲人。夫天陽地陰，陰陽變化而成五行，謂木、火、金、水、土也；亦曰五氣，謂九、三、七、五、一也；在天爲五星，謂歲、熒、白、辰、鎮也；在地爲五嶽，謂岱、衡、華、恒、嵩也；在人爲五臟，謂肝、心、肺、腎、脾也；又爲五色，青、赤、白、黑、黄也；又爲五音，角、徵、商、羽、宫也；又爲五味，酸、苦、辛、鹹、甘也；又爲五德，仁、義、禮、智、信也。總之爲三五，行導布化，生成萬物也。各有神明，即天地之至用也，而天以之動，地以之靜，人以之生，皆賴其神明也。天有五億五萬五千五百五十五重天，天皆有天尊、太上、天帝、天師也；地有三十六重地，地皆有土皇、將軍、金剛、神王、靈官也；人有三宫、五神、三魂、七魄也。天地各有神仙吏兵不可稱計，且神明變化皎在目前，愚者莫知。隱顯無方，運轉難識，輔物立象，靈用在焉。故天得一以清，地得一以寧，神得一以靈，谷得一以盈是也。日者天之魂，月者地之魄，謂之神明。人則左目爲日，右目爲月，目者神明之堂也。故神明所託，依於日月，隱於陰陽。且日出於卯，陽也；月出於酉，陰也；三變成德。日初變於卯，其數六，以五乘之，五六三十也；中變於辰，其數五，五五二十五；終變於巳，其數四，四五二十也，故上仙七十五將軍陽神也。月初變於酉，其數六，五六三十也；中變於戌，其數五，五五二十五也；後變於亥，其數四，四五二十也。故上靈七十五將軍陰神也。三元五德，合數爲八，各有上仙上靈陰陽二官，合爲一千二百也；三元各八，爲三千六百也；而陰陽皆五，合爲三萬六千也。其萬八千陽，陽爲外景，爲外神也；其萬八千陰，陰爲內景，爲內神也。而內由外發，陰以陽明，所以一身有一萬八千神日本分神也，一萬八千神曰影照神也。無陽也，陰不能成；無陰也，陽不能生。是以陰以陽成，陽以陰生，亦內由外明，外由內清，清明相得，而後生成也。所謂神明者，由神故明也。故三光在天而萬物彰，百神在己而五氣昌，其耳目適用，氣力體康，是其神也。天寶之以致浮，地祕之以致安，五嶽享之而安鎮，一人則之而太平。人身上部八景，以應於天；下部八景，以應於地；中部八景，以應於空。三部八景七十二神，景皆有五，三萬六千，與天地合，有一十萬八千。自此以往，雖神不極，由斯數矣。則三洞諸經神仙，將吏侍奉靈官，高下品格，未有不因兹始也。既知其數，當識其方，既識其方，須知表裏，表裏既見，陰陽審焉。內外不同，左右亦别，而象分五色，位列四方，男女可以陰陽求，文武可以剛柔取。凡諸存念，身爲之主，身有三魂、七魄、三元、五真、一神、百神、三萬六千神，皆在於心也。心正則神正，心邪則神邪，邪之與正，由悟不悟，悟則入正，迷則歸邪，悟者由得其門，迷者由失其路，則沉淪黑夜，處至暗冥室。學道之士宜詳究之，始乎數息歷藏，終乎常住湛寂，誠在

爾心矣。

《雲笈七籤》

〔二〕存身神法

面東坐，叩齒三十六通，每九下一嚥液。而祝曰：玉清高上，九天九靈，化爲玄玄，下入胃清，金和玉映，心開神明，服食日精，金華充盈。便嚥液，想喉中有赤身童子，仰頭開口承液，下入胃中。畢，又存四神：想肺中童子著白衣冠，口吐白氣於右，變作白虎；次想肝中童子著青衣冠，口吐青氣於左，變作青龍；次想心中童子著赤衣冠，口吐赤氣於前，化爲朱雀；次想腎中童子著黑衣冠，口吐黑氣於後，化爲玄武。祝曰：青龍孟章甲寅，白虎監兵甲申，朱雀陵光甲午，玄武執明甲子，四獸前後圍繞，勿令外邪來干。急急如律令。

次存心肺氣作圓光寶蓋蓋頭，訖，次握固冥目，念敕身祝曰：謹敕身中五體真官、五臟六腑、九宮、十二宮室，四肢五體、筋骨髓腦、肌膚血脉、孔竅榮衛、一百八十關房、三百六十骨節、一千二百形影、一萬二千精光、三萬六千神氣，左三魂幽精、爽靈、胎光，各守本宫，右七魄衛從尸狗、伏矢、雀陰、吞賊、非毒、除穢、臭肺，青龍扶迎，白虎扶送，朱雀導前持幡幢，玄武從後司鐘鼓。臣身不受邪，肝不受病，肺不受奸，腎不受甘，脾不受化，膽不受怖，胃不受穢，心不受觸，神氣汾溢，吏兵神將侍衛側立。急急如律令！

次叩齒五通，念五臟神名。先存肺神，著白衣冠，在肺，肺神皓華，字虚成三呼；次存心神，著赤衣冠，在心中，心神丹元，字守靈三呼；次存肝神，著青衣冠，在肝中，肝神龍煙，字

含明；次存膽神龍曜，字威明；次存脾神常在，字魂庭；次存腎神玄冥，字育嬰。又瞑目内視，五臟分明，了見肝中童子著青衣冠，口吐青氣，從左脇出，化爲青龍；次存肺中童子著白衣冠，口吐白氣，從右脇出，化爲白虎；次存心中童子著朱衣冠，口吐赤氣，從心中出，化爲朱雀；次存兩腎中童子著黑衣冠，坐兩腎上，口吐黑氣，從腎中出，化爲玄武；次存頭巾七星，下坐青黄白三色雲上，七星在頭，下有金光蓋頂，一身並作黄金色，面是金容；次存肺中白氣，右出繞頂，有圓光。左右日月在眼前，洞焕一室，吏兵玉女，執節持幢，捧香獻花，遍滿前後。心常念飛仙，同昇金闕帝前，永爲帝臣。

《雲笈七籤》

〔三〕存全身鎮神法

太微天帝君，鎮神内思，解脱散結，固魂凝魄，混合化玄，修真之道，開通六腑，五宫受靈，嚥氣思真，芝芳自生，胃管結絡，神澄體清，玉輦立至，白日登晨。常當清齋，沐浴燒香，入室夷心，棄累遺塵，豁然無滯，注念不眠，然後真形可睹，遊神可還。每以平旦東向，平座臨目，内存形色朗然，呼其正諱，還鎮本宫，叩齒三十六通，乃存：

髮神，名蒼華，字太元，形長二寸一分；腦神，名精根，字泥丸，形長一寸一分；眼神，名明上，字英玄，形長三寸；鼻神，名玉壟，字靈堅，形長二寸五分；耳神，名空閑，字幽田，形長三寸一分；舌神，名通命，字正倫，形長七寸；齒神，名崿鋒，字羅千，形長一寸五分。

面部七神，同衣飛羅裙，並嬰兒之形。存之審正，羅列一面，各鎮其宫。畢，便叩齒二十

四通，嘯氣十二過，祝曰：靈源散氣，結氣成神，分別前後，總統泥丸。上下相扶，七神敷陳，流形遁變，變養華元。導引八靈，上衝洞門，衛軀攝景，上昇帝晨。畢，次思：

心神，名丹元，字守靈，形長九寸；肺神，名皓華，字虛成，形長八寸；肝神，名龍煙，字舍明，形長七寸；腎神，名玄冥，字育嬰，形長三寸六分；脾神，名常在，字魂庭，形長七寸三分；膽神，名龍曜，字威明，形長三寸六分。

六腑真神，同著丹錦飛裙，處五臟之內，六腑之宮，形若嬰兒，色如華童。存之審正，羅列一形，從朝至暮，思念勿忘，叩齒二十四過，祝曰：五臟六腑，真神同歸，總御絳宮，上下相隨。金房赤子，對處四扉，幽房玄闕，神堂紐機。混化生神，真氣精微，保煉丹田，與日齊暉。得與八景，合形昇飛。畢，次思：

精血三真，名無生君，字黃寧子玄，鎮我兩乳之下源。骨節二真，名堅玉君，字凝羽珠，鎮我太倉之府五腸之口。心中一真，名天精液君，字飛生上英，鎮我胸中四極之口。九元之真，男，名拘制，字三陽，鎮我左耳伏晨之户。皇一之魂，女，名上歸，字帝子，鎮我右耳伏晨之户。紫素左元君，名翳鬱無刃，字安來上，鎮我頭面之境。黃素中元君，名圓華黃，字太張上，鎮我胸脅之境。白素右元君，名啓明蕭刃，字金門上，鎮我下關之境。日中司命，名接生，鎮我左手中。月中桃君，名方盈，鎮我右手中。胎中一元白氣君，名務玄子，字育尚生。太一精魂，名玄歸子，字盛昌，二神鎮我五臟之上，結喉之本。結中青氣君，名案延昌，字合和嬰兒。元君精魂，名保谷童，字明夫，二神鎮我五臟之下，大胃之上。節中黑氣君，名斌來生，字精上門。帝真精魂，名幽臺生，字灌上生，二神鎮我九腸之口，伏源之下。胞中黃氣君，名祖明車，字神無極。天帝精魂，名理維藏，字法珠。二神鎮我小腹之內，二孔之本。血中赤氣君，名混雜子，字叔保堅。司命精魂，名發紐子，字慶玄。二神鎮我百關之血，絶節之下。上玄元父君，名高同生，字左迴明。下玄元母，名叔火王，字右迴光。帝皇太一，名重冥空，字幽寥無。九帝尊，名日明真，字衆帝生。太帝精魂，名陽堂王，字八靈君。九關魂，名緑迴道，字絶冥。天紀帝魂，名照無阿，字廣神。

七神鎮我本命之根，塞我死路之門。存祝衆真，從頭至臍，無不朗然，便使金液流匝，玉華映魂，靈粉溢於窮腸，帝氣充於九關，七祖披釋於三途，受更胎於南宮，鎮存神於一身，布真氣以固年。畢，叩齒三十九通。祝曰：氣生於無，結生陽神，陽氣外貢，陰氣內成，二象番錯，交結元靈。內真鎮衛，九孔受生，保魂固魄，萬神安停，保我三關，華芝充盈，與我同昇，俱造玉清。畢，嘯氣三十九過，以鎮三十九户，氣澤匝潤，流布一身。若能棄累，不拘世塵，靜心夷意，朗睹虛房。眄想內視，鎮神固魂，絶死氣於九户，鎮生宮於上關。迴匝存祝，如面共言，晝夜三年，真神見形，皓華反根，朽齒牙生，五臟結絡，內補充盈，役召六甲，驅策六丁，室致九霄之賓，神降二素之軿，神飛形舉，白日登晨。

右上真之神，實名內字，而鎮在人身之內，運於九天之氣，固人六腑機關。萬積化生，皆由於神，神鎮則生，神遊則亡。勤心積感，則能舉人身形，上昇玄宫。求仙之道，不知形神內名，又不知填死户，長生豈可冀乎？夫修此道，不得冒履淹穢，食五辛酒肉之屬，觸忤正氣，

神則去矣。人知豐肴以甘口，爵禄以榮身，而不知甘口之食，是傷神命之斧，奢麗是消真之源，故神人愛幽寂而棲身，不顯形於風塵者也。修生之家，且可慎乎！

（《雲笈七籤》）

〔四〕存三十九真法

太微小童　讀《高上虛皇君道經》，當思太微小童干景精，真氣赤色煥煥，從兆泥丸中入，下布兆身舌本之下，血液之府。畢，微祝曰：真氣下流充幽關，鎮神固精塞死源，玉經慧朗通萬神，爲我致真命長存，拔度七祖返胎仙。畢，引赤氣三嚥止，便讀《玉經》。畢，又祝曰：天有大隱生之靈寶，稱曰明梁上之氣，守我絶塞之下户，更受生牢門之外，乃又召益元之羽童，列於緑室之軒，使解七祖百結，隨風離根，配天遷基，達變入玄。《玉清隱文》又祝曰：元氣非本生，五塗承靈出。雌雄寄神化，森羅邃幽鬱。玉音響太和，萬唱元中發。仙庭迴九變，百混同得一。易有合虛中，俱入帝堂室。畢，此高上祝秘文，泄之七祖充責。

太一尊神　讀《上皇玉虛君道經》，當思太一尊神務猶收，真氣紫色焰焰，從兆泥丸中入，下布兆玉枕之下，泥丸之後户。畢，微祝曰：太一保命，固神定生。爲我上招帝真之氣，下布紫户之庭。玉經仰徹，九元朗明。七祖同歡，俱昇上清。畢，引紫氣三嚥止，便讀《玉經》。畢，又祝曰：兆身常死關，結胎害百神。百神解胎結，披散胞内根。七世入帝室，一體合神仙。神仙會玉堂，七祖生南宫。併帶理明初，同席孩道康。萬真守身形，是日藏初明。帝一迴雌雄，保鎮百神門，閉塞萬邪户，受事九宫間。典禁召司命，三日朝泥丸。

帝君　讀《皇上玉帝君道經》，當思帝君延陵梵真氣紫光鬱鬱，從兆泥丸中入，下布兩眉中間，紫户之外宫。畢，微祝曰：帝君度符籍，正氣召萬神，上招玉真充，氣布兩眉間，混一生帝景，三素成我仙。飈粲乘龍蓋，逕昇高上軒。畢，引紫氣三嚥止，便讀《玉經》。畢，又祝曰：扶晨始暉生，紫雲映玄阿，煥洞圓光蔚，晃朗濯耀羅，眇眇靈景元，森灑空清華，九天館玉賓，金房唱霄歌。賢哉對帝賓，役召伯幽車。七祖解胞根，世世爲仙家。《玉清隱文》又祝曰：丹皇運珠，守鎮死門，上一赤子玄帝凝天，一名伯無上，亦爲三元先。扶我養我，使我登雲輪，常坐上清軒，七玄爲仙君。

無英公子　讀《上皇先生紫晨君道經》，當思左無英公子玄元叔，真氣玉光奕奕，從兆泥丸中入，下佈兆左腋之下，肝之後户。畢，微祝曰：無英神真生紫皇，三氣混合成宫商，招引真氣鎮膀胱，運流三丹會洞房，爲我致仙變丹容，飛昇雲館入金墉。畢，引玉光三嚥止，便讀《玉經》。畢，又祝曰：神安氣洞，上與天通，越出地户，過度天門。隱息四維，七星散分，飛行陰房，日月植根。守金藏玉，制御萬神，仙王何人？我已成真。隱存雌雄，玄洞四鄉。結中青氣，號爲延昌。字曰和嬰，理命年長。玄歸固内，慶玄牢張。我日成真，飛仙雲京。

白元洞陽君　讀《太微天帝君道經》，當思右白元洞陽君，真氣金光耀耀，從兆泥丸中入，下布兆右腋之下，肺之後户。畢，微祝曰：洞陽鬱靈標魂生，金光煥煥氣中精，招真固神令長生，拔出幽根返胎嬰，驂晨御氣昇玉清。畢，引金光三嚥止，便讀《玉經》。畢，又微祝

曰：洞陽鬱靈標，守體死門開，户出三尸蟲，受入九真源，解胞散滯血，百節生正神，七祖滅尸禍，拔殖後葉患。黑氣斌來生，斫斷胞死根，世世受道德，後獲帝仙卿，帝仙是何人？明明七葉孫。乃祖入丹都，併坐精上門。

司命丈人　讀《三元紫精君道經》，當思中央司命丈人君，真氣紫雲之色焰焰，從兆泥丸中入，下布兆絳宮心房之中。畢，微祝曰：司命定年，丈人保仙，度名於南宮，上奏帝君前，世世爲仙王，拔出七葉根。福報無窮已，皆著《玉經》言。畢，引紫雲氣三噍止，便讀《玉經》。畢，又祝曰：會元三襟交，携領迴胎嬰，承光守下關，務玄待月明，於是混離固，籥明車受成。福延七世，禍散玄生，守景六合，陵梵七靈，共生億千，欻昇玉庭。嬰兒徘徊，羽衣命仙，吉濟萬萬，福布千千，骨有玉映，血承瓊泉，生樂天地，日月同年。《玉清隱文》又祝曰：福布七玄前，罪滅三途中，靈吹九晨秒，納氣大帝宮。五仙携太一，併位重冥空，遂隱上清室，羽明帝一房。

桃孩君　讀《真陽元老玄一君道經》，當思命門桃孩君道康，真氣黄雲之色，從兆泥丸中入，下布兆臍中命門之外。畢，祝曰：真靈正神，號曰桃君。混合生宫，守護命門。通仙致氣，齊景寶雲。七祖同生，受福高晨。畢，引黄雲之氣三噍止，便讀《玉經》。畢，又微祝曰：五嶽真人，定録四賓，司録促到，護籍理民。起非握節，雲拘執旛，香風八披，惡魔絶煙。並來對帝，萬萬稱臣。度我生籍，名遷玉門，扶翼五老，慎護披塵。《玉清隱文》又祝曰：太上時非子，一曰合精延，是爲命門王，可以召萬神。萬神即時到，合會瓊羽門。使令散禍，禍絶福連，上寢玉堂，世受名仙。

上一赤子　讀《上元太素三元君道經》，當思泥丸天帝上一赤子，真氣如寶光，從兆泥丸中入，下布泥丸九孔之户。畢，微祝曰：上元赤子號上真，飛雲羽衣耀紫煙，上招明景對帝賓，寶光奕奕映我身，身生毛羽昇九天。畢，引寶光三噍止，便讀《玉經》。畢，又祝曰：童子景精，有神有威，合象三形，九道相推。衣服朱丹，步正參差，出入上元，太極内階。知我者長生，存我者不衰。人無哭兆，恃賴辟非。欲知吾處，密問太微。太微玉帝，三聖徘徊，俠我左右，一合俱飛，混洞六腑，日月齊暉。《玉清隱文》又祝曰：九道轉對，五老各寧，洞陽銜籍，號曰鬱靈。七世父母，反胎更生。累業積罪，罪滅福生。上入帝堂，受書丹明。常與伯史原，徘徊三界庭。巾金佩羽，寶曜圓形，玉輪北回，役御朱兵。

中一丹皇君　讀《上清紫真精三素君道經》，當思絳宫中一元丹皇君，真氣日光之色，從兆泥丸中入，下布項中大椎骨首之户。畢，微祝曰：中一真君，號曰運珠。上招日光，灌我形軀。三真寶曜，固命玉符，壽億萬年，永無終休。身生羽服，飛昇天衢。畢，引日光三噍止，便讀《玉經》。畢，又祝曰：天有九魂，不可不分；道有三真，不可去身。帝一變景，萬化以臻，流珠停暉，紫霞踴煙。七度迴路，三光映真，太一精符，相與爲親。司命銜月，噓我重脣。五老銜日，吸我三便。太上道君，與我纏綿，上造天階，携把太真。

黄庭元王　讀《青靈陽安元君道經》，當思命門下一黄庭元王，真氣月光之色，從我泥丸中入，下布兩莞間，車軸下户。畢，微祝曰：下一真元王，號曰始明精，三皇把符命，金契度

仙庭。上招景中氣，氣布冠我形，羽車曜雲羅，令我飛上清。畢，引月光三噍止，便讀《玉經》。畢，又祝曰：五臟百結，生此萬疾。玄一林虛，開關解結。結絶病散，精神盈溢。福氣充明，禍翳傾竭。仙心日臻，死道月絶。混化九君，合符帝一。七神奉符，公子入室。

九真帝昌君　讀《皇清洞真道君道經》，當思泥丸九真帝昌君上皇，真氣青光萬丈，從兆泥丸中入，下布口之四際。畢，微祝曰：九真始生，生於上元，號爲先靈，三景各分。上招玄暉，布流四門，鎮神保仙，拔度七玄，驂景乘浮，朝拜三元。畢，引青氣三噍止，便讀《玉經》。畢，又祝曰：七氣離羅，太混黄寧；六甲輔魂，内注六丁；三真入胃，液流大明；五符上皇，泥丸常生。九星下映，日同母輧。遊眄八極，迴蓋雙嬰，上到紫房，被巾羽青，七祖父母，各得返生。

八真含景君　讀《高上太素君道經》，當思膽中八真含景君，真氣黄雲之色，從兆泥丸中入，下布兆背中骨節之府。畢，微祝曰：八真結神，神生九天，號曰北臺君，常在三合間，招真洞明氣，下流布我身。身生紫暉，與帝結親，携契五老，太仙纏綿。畢，引黄氣三噍止，便讀《玉經》。畢，又祝曰：生生得帝心，各會重户内，紫房混五神，魂魄恒寶貴，七關受仙輝，五臟充玉氣，俱過水火天，披建四和蔚。上歸皇一子，與兆魂相對。

七真玄陽君　讀《皇上四老道中君道經》，當思左腎七真玄陽君，右腎七真玄陰君。真氣黑雲之色，從兆泥丸中入，下布兆背窮骨地户中。畢，微祝曰：七真生帝景，八氣運常寧，上招日中童，圓珠映我形。迴風混幽府，歸妙《大洞經》，拔出地户難，超凌逸九天。畢，引黑氣三噍止，便讀《玉經》。畢，又祝曰：太一鬱書，上登洞房，六合三賓，司命神公，手執録籍，駕景乘龍，左迴靈曜，右扇神風。峨峨隱珠，芬艷嬰蒙，浩觀太無，濯練五通，澄魂羽幽，練魄空洞，招兆百神，月帝之功。七祖順生，景福昌隆，迴我老艾，還復玄童，上對神霄，金光十方，飛飈玉輪，彈金鳴鍾。

六真元素君　讀《玉晨太上大道君道經》，當思肺中六真上元素玉君，真氣白雲之色，從兆泥丸中入，下布兆頸外，十二關梁之中。畢，微祝曰：六真奕奕，白光央央，迴帝之景，上入丹鄉。招真下流，灌我玉霜，羽裙紛紛，衣我仙裳。越過水火，飛登神京。畢，引白氣三噍止，便讀《玉經》。畢，又祝曰：九合三離，紫房散分。五老正嚴，帝一保神，司命奏籍，奉行三元，胞樹斷落，血尸絶根，返胎朱火，迴氣泥丸。我合九清，大混百神，身登玉房，同輧金仙，逍遥太素，徘徊三天，重華列簡，累支流玄，世爲道伯，大福纏綿。上寢玉清，下息命門，五臟秀華，頂負日魂，長保劫齡，後天常全。

五真養光君　讀《太清大道君道經》，當思脾中五真養光君，真氣如玉光金真之色，從兆泥丸中入，下布兆喉内極根之户。畢，微祝曰：五真散靈，布氣九玄，金光曜暉，玉氣吐津，萬神並暢，熙怡我身。圓光奏命籍，太一勒九天，降致八景輿，策龍駕紫煙，混合三帝室，保我億劫年。畢，引玉光金真之氣三噍止，便讀《玉經》。畢，又祝曰：晨登九景臺，夕入神霄門，太一神夫子，或曰三來翁，左執兆符籍，右携洞陽君，定生會紫房，五神更混分。混分逸帝堂，七祖絶死根，五毒氣零滅，緊津無浮連，令我尸血化，帝房出金元。三塗絶苦樹，世世獲

天仙，常與景中王，積劫保元元。

四真清明君　讀《太極大道元景君道經》，當思肝中四真清明君真氣青雲之色，從兆泥丸之中入，下布兆胃脘之户，膏膜之下。畢，微祝曰：四真常生，青光華精。徘徊秀朗垣，沈珍玉景庭，携提高上元，俯仰要五靈，拔解七葉根，與我保華嬰。畢，引青氣三嚥止，便讀《玉經》。畢，又祝曰：帝室混身，一道萬分，是曰帝一，白帝皓靈，金霞迴日，重冥幽寥，藏神化密，把兆五符，與天相畢，玉暉覆蓋，無死無疾。七祖父母，超登丹室，胞根八解，死符絶滅，帝得五元，我迴三七，六腑焕爽，金書羽札，世爲仙真，寶録玄别，華繁曾玄，世無曲折。

三真元生君　讀《皇初紫虚元君道經》，當思精血中三真元生君，真氣赤雲之色，從兆泥丸中入，下布兆鼻兩孔下源之中。畢，微祝曰：三真焕光，流丹徘徊，玄合九景，三洞金扉。上招朱童，五苦廊開，死根斷落，日魂同飛。超逸十界，上昇玉階。畢，引赤氣三嚥止，便讀《玉經》。畢，又祝曰：七氣混合，帝一迴元，結滯日散，兆命長遷，死道閉滅，斷絶胞根。五臟生華，六腑金鮮，帝一保形，司命保神，五符啓扉，五籍登仙，世爲道王，帝師纏綿，散香龍窗，返華揚煙。七携無上，八暉九陳，流源迴液，領會六淵，名書上清，氣積寂軒。迴風脱死，帝一相連，五通七合，俱生上元。

二真堅玉君　讀《無英中真上老君道經》，當思骨節二真堅玉君。真氣碧雲之色，從兆泥丸中入，下布兆太倉五腸之口。畢，微祝曰：二真固神，鬱勃三關，迴金合玉，堅備泥丸，上通帝氣，布流金門，混化啓明，合我仙魂，七祖同飛，滅絶胞根，世保道德，永享欣欣。畢，引碧雲之氣三嚥止，便讀《玉經》。畢，又祝曰：魂生無中，布在九重；道出三極，常遊絳宫。三宫合化，是爲紫房。紫房所在，先由明堂，明堂之内，守神桃康，風雲鬱鬱，既清且涼。塞閉欲孔，割破戀根。其聖曰⿱可⿰可可，其真曰寂。兆能知之，乃開金門，金門左右，忽見高賢，左曰父寧，右曰精延。此是景中伯，與你登玉晨。父寧母精，世世爲仙，萬條重華，皆受帝恩。

一真天精君　讀《中央黄老君道經》，當思心中一真天精君。真氣絳雲之色，從兆泥丸中入，下布兆胸中四極之口。畢，微祝曰：一真鎮心，總領百神，百神常生，會我絳軒。上招玉氣，六液沈珍，赤景啓靈，拔我七根，超逸三途，上昇南仙。畢，引絳氣三嚥止，便讀《玉經》。畢，又祝曰：帝一迴風，化合桃康，流生起福，上溢玉堂，混而合之，出入帝房，三五合一，必成仙君。七玄父母，滅尸散怨，萬劫千年，皆登上仙，曲節伏匿，廣敷鬱申。守我形者，司命丈人，帝君公子，深固泥丸，太微玉華，羽服揚幡。魂魄長相抱，百骨皆滿神，神王生津上，超越度死門，遂友高仙子，把持玉清賓。

九元之真　讀《青精上真内景君道經》，當思九元之真拘制。真氣五色雲氣，從兆泥丸中入，下布兆左耳之下伏晨之户。畢，微祝曰：九天之精，天關開窗，八景合氣，上通金房，三元帝室，返老生翁，玉華灌溉，練改艾容，飛霄紫輿，運我昇空。畢，引五色雲氣三嚥止，便讀《玉經》。畢，又祝曰：太微小童，常在帝前，其名景精，其姓曰干，合形太一，被服朱丹，五符命籍，把持玉案，帝君所臨，主通諸神。混合太一，司命丈人，固保靈户，五臟會分，帝仙守宅，凶種滅根，三氣鬱敷，八迴五煙，我得昇霄，駕龍明軒。

皇一之魂　讀《太陽九氣玉賢元君道經》，當思皇一之魂上歸。真氣玄雲之色，從兆泥丸中入，下布兆右耳之下伏晨之户。畢，微祝曰：皇一上真，洞生丹房，朱映蘭曜，發溢明光。太元之音，朗徹九空，玄金獨落，振響琅琅。上招玉景，協我神堂，策虚昇飛，遊宴玉京。畢，引玄雲之氣三噏止，便讀《玉經》。畢，又祝曰：九宫一合，化形帝晨，上昇紫房，命真召仙。會濟魂魄，領括百神，七玄康樂，拔苦破根。死煙滅氣，福禄充軒，兆登太霄，駕景控雲。月中五帝，挾日精輪，鬱將逸阜，飈景同遷。

紫素左元君　讀《太初九素金華景元君道經》，當思紫素左元君翳鬱無刃。真氣景雲之色，從兆泥丸中入，下布兆頭面之境。畢，微祝曰：翳鬱生真，真景生空，靈光昱昱，紫氣融融，上致流津，下布我宫。身生水火，體變玉光，飛仙羽蓋，陞入神公，受書玉經，成我仙宗。畢，引景雲之氣三噏止，便讀《玉經》。畢，又祝曰：慶元吉津，流汩西田。太帝携手，命召高仙，拔散濁穢，斷絶死根。上一天帝，號玄凝天，曜明六合，净寂泥丸，是爲百無上，使兆保長安，列圖玉皇，併襟帝晨，五腑生華，六液龍源，淵清太素，鬱霞金津，萬仙來朝，五嶽啓陳，玄愆沈散，天福奏煙。彫梁守命户，長來護死門。上生玉房，受位金仙。天之玉堂，常接帝賢，九天之中，宴眄劫年。

黄素中元君　讀《九皇上真司命君道經》，當思黄素中元君圓華黄刃，真氣晨景之暉上華，從兆泥丸中入，下布兆胸腹之境。畢，微祝曰：九天上景，化生華暉，晃曄太空，曜真紫微，上致中黄，百神降迴。散根離苦，八難豁開，七祖同陞，福慶巍巍，使我神仙，八景齊飛。畢，引景暉之氣三噏止，便讀《玉經》。畢，又祝曰：太帝精魂，陽堂八靈，披散死氣，混合衆生。帝一承圖，三元會明，九真安安，七神寧寧。超越滯節，過度鬼兵。上昇帝晨，眄樂玉庭。玄母定録，五腑開清，胞根没種，血污殄平。七祖父母，起福三清。無英明夫，掌我仙經。廣神安氣，緑迴絶冥，閉藏死關，太混一生。長寢羽臺上，固神五老室，受録上清闕，保德七元日。上上登玉霄，下下合帝一。

白素右元君　讀《天皇上真玉華三元君道經》，當思白素右元君啓明蕭刃。真氣月中之華，從兆泥丸中入，下布兆下關小腹至脚。畢，微祝曰：白素啓明，九天同生，高虚素轡，浮景玉清。迴真典仙，流灑八溟，通幽達微，朗曜華精。使我内徹，五孔開明，神公來遊，我道克成。畢，引月華之氣三噏止，便讀《玉經》。畢，又祝曰：魂生九氣，氣變成神，五老纏會，太一化仙。二十四真，迴形帝先，九曲下户，鎮生白雲。黄庭六腑，含養命根。胎結胞樹，種栽死山，一得拘制，永斷滅源，符籍清明，金映玉軒，長爲德伯，世得道恩，昇登日月，遂友帝仙。

日中司命　讀《太一上元禁君道經》，當思日中司命接生。真氣三華之氣，從兆泥丸中入，下布兆左手之户。畢，微祝曰：四大乘天，天元來歸，三華吐曜，司命景飛，爲我招仙，七祖散開，上登太虚，日月同暉。畢，引三華之氣三噏止，便讀《玉經》。畢，又祝曰：太一務猶收，傳司北帝司。玄一老子，握節往來，元素把符，白元守雌。焕然神光明，披霞昇帝墉，列坐震靈席，混合五日房，白氣育上生，青君案延昌，左携精上門，右抱合和嬰。我生日月華，友賓赤氣王。八景照泥丸，朗然洞房中，嬰兒爲赤子，混離生玉容，五道秀金華，位爲上清公。

七祖斷玄滯，身得乘神風。徘徊三清上，和樂返嬰童。

月中桃君 讀《元虛黃房真晨君道經》，當思月中桃君方盈。真氣月暉之色，從兆泥丸中入，下布兆右手之户。畢，微祝曰：元虛黃房內，月中號方盈，左宴朱顏臺，右攜仙皇庭，宴景三秀房，結我神始生，同飛入玄玄，七祖返華嬰。畢，引月暉之氣三噍止，便讀《玉經》。畢，又祝曰：九元鎮真，五帝纏綿，日月中王，與兆爲親。大混三五，離落魄魂，百節金映，玉液迴神。五腑生華，白氣運煙，充溢三清，紫房寶津，上開仙户，下塞死門，令我羽簡，玉帝之前，七祖父母，返生南軒，虎符攝魔，龍旌命神。太一金書，招束三官，除滅死籍，刊名王真，保生太上，日月同年。

左目童子 讀《太極主四真人元君道經》，當思左目童子飛雲。真氣日之華光，從兆泥丸中入，下布兆左目之中。畢，微祝曰：四極太靈，元君精映，日華充溢，童明光光，二景相照，通我明梁，三丹啓真，我道開張，毛羽羅裙，飛上玉京。畢，引華光三噍止，便讀《玉經》。畢，又祝曰：我乘混合氣，纏固九真丘，養光太昌子，騈羅凝羽珠。九尊衆帝生，洞景迴須臾，七祖結解散，穢積忽已除，世世生福昌，玄祖獲仙書。身昇太霞宫，控龍宴玉虚，上朝上清皇，見侍幸正扶。

右目童子 讀《四斗中真人七晨散華君道經》，當思右目童子晨嬰。真氣月之華光，從兆泥丸中入，下布兆右目之中。畢，微祝曰：七晨飛華，華散三元，混合成真，上招月魂，爲我降靈，啓我仙門，七祖同飛，上朝帝君。畢，引月之華光三噍止，便讀《玉經》。畢，又祝曰：三素牢張上，老君神生道，固我魄逸遊，保兆六合腦，憂苦没曲門，死氣閉地下，身爲帝一君，併襟樂六腑，鏡心丹玄房，熙氣泥丸野。體曜金暉，羽録召真，白氣重鬱，百神死鮮，長與日月，符籍纏綿，世保道德，永爲天仙，寂寂內注，遂昇帝晨。

肺部童子 讀《辰中黃景元君道經》，當思肺部童子素明。真氣五關暉光，從兆泥丸中入，下布兆肺部華蓋之門，上通兩目之童。畢，微祝曰：童子素明，黃雲九纏，滄臺飛輪，三神協真，號曰玄上景，列位高皇賓，總攝命百神，携我入紫煙。畢，引暉光三噍止，便讀《玉經》。畢，又祝曰：二老在左右，帝魂不可分。三九變其上下，太一立其中根，五神奉我生籍，司命塞我死門，九宫合而爲一，六合總而內真。世獲仙書，福慶纏綿，五老對席，日月爲親，太一來迎，上昇帝晨。七祖滯血，皆爲拔根，返胎南宫，受生帝軒，兆宴玉堂，同襟帝輪。世世列圖，羽服揚幡，子孫保昌，慶及後玄，長爲仙伯，役使萬神。

胎中白氣君 讀《金闕後聖太平李真天帝上景君道經》，當思胎中一元白氣君務玄子、太一精魂玄歸子二神。真氣三華之色，從兆泥丸中入，下布兆五臟結喉之本。訖，微祝曰：金闕煥玉清，白氣映丹霞，明光鬱金鈴，五色吐三華，流津宴寢堂，結我始生牙。玉符召百神，金威徵萬魔，保此億劫年，仙道明凶邪。畢，引三華之氣三噍止，便讀《玉經》。畢，又祝曰：天生八氣，迴合帝鄉，五神奉符，司命扶將。拔斷死籍，蕩穢幽冥，七世解結，福延玉庭，血積沈没，三素煥清。兆昇天堂，與帝合靈，世得仙契，所願必成。種年日中，植命月庭，返胎童蒙，迴爲孩嬰。生與天同，壽與日並。

結中青氣君　讀《太虛後聖元景彭室真君道經》，當思結中青氣君案延昌、元君精魂保谷童二神。真氣氣如玉華，從兆泥丸中入，下布兆五臟大胃上口。畢，微祝曰：離合九靈，二真幽密，太虛重天，上携太一，雌雄混合，同仙妙室。上變九仙，下解胎結，七祖慶欣，五苦解脱，使我飛騰，靈化本質。畢，引玉華三嚥止，便讀《玉經》。畢，又祝曰：種福九天外，拔尸地門下，七玄解滯積，斷樹除憂苦。返胎朱火宫，更生九玄户，真氣日日臻，禍害日日除。兆昇三清室，乘飇上景庭，命與月母俱，年隨日帝生。累玄保仙籍，迴老更童嬰，福昇六合内，受圖永常生。

節中黑氣君　讀《太玄都九氣丈人主仙君道經》，當思節中黑氣君斌來生、帝真精魂幽臺生二神。真氣玉光之色，從兆泥丸中入，下布兆九腸之口，伏源之下。畢，微祝曰：太玄何寥寥，黑氣生上靈，帝真洞明景，九氣合神廬。變化十方領，倏欻肇明初，萬真練我仙，百關自清居。七玄斷胞樹，九曾昇福堂，上招景中子，與我登飛輿。畢，引玉光三嚥止，便讀《玉經》。畢，又祝曰：帝魂照無阿，常鎮兆生門。伏尸滅落，保魂寧神，玄母迴光，奉帝玉仙，右命太一，乃及兆身。北宴上清，列爲玉賓，顔生日華，年合月煙。長躋金房，晨景爲鄰。除憂伏胃門，拔苦三塗中，福積丹玄内，慶充泥丸房，百神混帝一，大變流迴風，返兆朽艾形，改貌爲嬰童。世世入仙堂，玄玄登羽宫，大劫雖屢傾，與日方增崇。

胎胞中黄氣君　讀《上清八景老君道經》，當思胞中黄氣君祖明車、天帝精魂理維藏二神。真氣黄雲之色，從兆泥丸中入，下布兆小腸二孔之本。畢，微祝曰：上清曜玄臺，八景乘

天紀，黄氣協神真，精魂對帝子，太一度命籍，五符固不死，携仙帶晨暉，迴風返形始。拔苦出七祖，同歡九玄裏。畢，引黄雲三嚥止，便讀《玉經》。畢，又祝曰：白雲合神景，乘素會太微，上朝帝一室，解帶皇一階，啓明金門中，三陽召上歸，昇我身内神，覆蓋大明威。大寶九華，光映兆形，招雲混真，散香要靈。含景月中，返胎受生，年停曜景，命遂無傾，身爲仙王，保此上清，世受真書，玄華玉庭。

血中赤氣君　讀《東華方諸宫高晨師玉保王青童君道經》，當思血中赤氣君混離子、司命精魂發紐子二神。真氣如赤雲之色，從兆泥丸中入，下布兆百關絶節之下。畢，微祝曰：晨暉焕東霞，丹景映高清，二真協神宗，落落七華生。五老飛帝席，太一保童嬰，錦雲曜幽夜，朗朗開重冥。七祖勒符籍，南極受胎靈，高晨眄雲輿，運我昇飛軿，拔解億世基，歡我萬劫程。畢，引赤雲氣三嚥止，便讀《玉經》。畢，又祝曰：五道混迴，七門始分，南和建節，白帝彰形，靈標理魄，會昌護神，奉符登霄，寢息玉軒。定録瓊札，世爲天仙，三塗塞絶，除伐胞根，死氣沈零，禍輪无連，福臻重枝，慶會華玄。名書玉堂内，世爲道德門。

上玄元父玄母　讀《扶桑大帝九老仙皇君道經》，當思上玄元父高同生、下玄玄母叔火王、帝皇太一重冥空、九帝尊神日明真、太帝精魂陽堂玉、天帝九關魂録迴道、天紀帝魂照元阿七神。真氣混合蓮花之形，從兆泥丸中入，下布兆本命之根，胞胎大結之中。畢，微祝曰：元父玄母，七真齊氣，神公大帝，九老並位，爲我固生，拔度十界，日月同符，九帝合契，坐命天魔，萬靈來拜。浮景三舉上，震杖保億世。畢，引蓮花之氣三嚥止，便讀《玉經》。畢，

又祝曰：太玄聚暉，映冠扶晨，大帝變景，須臾混分，入兆五腑，堅我玉根，雙耕太一，合羽揚輪。與兆上昇，迴轉金門，年日德昌，體寶金仙，世世昌盛，真符流連，玄玄累葉，名書靈軒。羽籍紫庭，飛香奏煙，福逮百枝，慶溢帝門。

三素老君 讀《小有玉真萬華先生主圖玉君道經》，當思三素老君牢張上、正一左仙仲成子、正一右仙曲文子三神。真氣混合黃、白、玄三色之雲，從兆泥丸中入，下布兆鼻下人中。微祝曰：玉真生帝景，萬華乘雲發，三老輔二仙，共鎮死户窟。神映七華生，朽骨蒙更蜕，起逸三界庭，五苦咸解脱，得入九天表，上朗高朱日。畢，引三色之氣三嘸止，便讀《玉經》。畢，又祝曰：命門合精，六混七分，太一把籍，司命理神，帝一固形，无英守魂。太迴紫房，奉符帝君，胞樹伐滅，斷絶血根，七玄更起，沈景生煙，兆得上昇，化合帝晨，身映日月，命與天連，重華累暉，咸會上尊。世書靈羽，紫録内宣，乘景三素，北宴高元，號曰仙王，上清真人。

中央玄一老子 讀《玄洲二十九真伯上帝司禁君道經》，當思中央玄一老子林靈。天真氣黃雲之色，布兆陰莖之端；北方黑帝保成曷真氣玄雲之色，布兆膀胱之中；西方白帝彰安幸，真氣素雲之色，布兆陰囊之中；南方赤帝長來覺，真氣絳雲之色，布兆口舌之中；東方青帝雕梁際，真氣青雲之色，布兆五臟内。五帝真氣從兆泥丸中之，下布兆一身。畢，微祝曰：五帝明真，輔仙玄伯，上帝景暉，吐靈敷席，翳翳神曜，徘徊重寞，羽景保録，太一命籍，五氣總魂，三精固魄，金仙練容，停年返白，拔出幽根，日月同宅。畢，引五色氣五嘸止，便讀《玉經》。畢，又祝曰：上寶月九真，日義變玉室。呼吸紫微，大混帝一，八煙叢生，百靈明威，九魂離合，三光同暉。天皇在元，紫煙霏霏，五神奉圖，始命不虧。變入九宮，被服朱衣，腰佩虎章，流雲繡帔，帷帳瓓玕，五色徘徊，日月照察，俠以東西，神庭内醴，以除渴飢。三五復反，轉藏營機，周流太一，生均兩儀。《玉清隱文》又祝曰：太一變六合，五神哺泥丸。七積滅三塗，血尸塞下關，三衿對五真，拔斫胞樹根。丈人號神宗，同心元素君，天皇入太清，五老奉符文，世世登羽宮，重華日中軒。元王始明精，固我本命門，保弼運録氣，歸上谷下玄，冥景映形神，朝躋太上輪。日月併玉鈴，年隨二景分，丹書玉堂内，位爲天上君，左携羽臺子，右提金顏仙。

帝卿 讀《太元晨中君刊峨眉山中洞宮玉户太素君道經》，當思帝卿肇勒精、絳宮中一輔卿中光堅、黃庭下弼卿緣歸上明。三真之氣，混合青、白、黃三色之雲，從兆泥丸中入，下布兆身三宮本命帝室。畢，微祝曰：三真生太無，玉户映晨霞，太素洞元虛，丹靈森朱阿，迴神九重腑，内唱發瓊華，關納百津液，停年三秀柯。我身騰玉清，七祖離幽都，長保不終劫，萬一承仙家。畢，引三色雲氣三嘸止，便讀《玉經》。畢，又祝曰：帝一混九玄，太素五華精，寶羽宴玉堂，八風扇太明，高上乘元景，凌梵履昌靈。七化紫房下，九混五帝清，體生六色曜，金映流神形，感濯元氣内，金書玉皇庭。《玉清隱文》又祝曰：靈雲始分，白氣鬱素，混會九玄，三五流布。帝一解形，起登霄路，太一呼吸，五華堅固。司命主日中，白元司日暮。日中静心，心中妙悟；夕隱泥丸，百神宣布。二宫可以長生，心腦可以長度。

帝一真君　讀《西元龜山九靈真仙母青金丹皇道君道經》，當思大洞帝一尊君父寧在。真氣五色紫雲之煙，從兆泥丸中入，下布一形之內，散氣九孔之中。畢，微祝曰：九靈通妙化，金仙混扶桑。帝一變百神，合靈西丹皇，上爲胎仙母，下號稱神宗，曜景絶雲杪，蕭蕭紫微宫。爲我執命籍，保真三素房，妙景空中降，練我返嬰蒙，七根絶苦哀，逸起九福堂。畢，引紫雲三嚥止，便讀《玉經》。畢，又祝曰：太上洞明，飛景九元，結精凝神，司命混合，散形億分，千乘火甲，萬騎揚幡，俱與太一。上造帝庭仙，伯元起徘徊。仲成曲文，一合我氣，再合我神，三合我魄，四合我魂，五合我精，六合我身。我身六合，洞靈啓真，八景靈駕，三素浮輪，我與帝一，俱昇玉晨。重華累枝，混合天仙，身有道籍，世有生根，金簡羽符，名刊日軒。所願即從，天禄詵詵。所向如心，萬福盈門。常存太上，帝一泥丸，雌雄混化，百靈纏綿，讀經萬遍，雲駕來迎，攜宴五帝，日月九君，號爲仙公，上清真人。

（《雲笈七籤》）

六　守一

〔一〕守一之義

道生一，一生二，二生三，三生萬物。

視之不見，名曰夷；聽之不聞，名曰希；搏之不得，名曰微。此三者不可致詰，故混而爲一。

昔之得一者：天得一以清，地得一以寧，神得一以靈，谷得一以盈，萬物得一以生，侯王得一以爲天下貞。

載營魄抱一，能無離乎？專氣致柔，能嬰兒乎？滌除玄鑒，能無疵乎？愛民治國，能無爲乎？天門開闔，能爲雌乎？明白四達，能無智乎？

曲則全，枉則直，洼則盈，敝則新，少則得，多則惑。是以聖人抱一爲天下式。

（《道德經》）

天地有官，陰陽有藏，慎守汝身，物將自壯，我守其一，以處其和。故我修身千二百歲矣，吾形未嘗衰。

純素之道，唯神是守。守而勿失，與神爲一。一之精通，合於天倫。野語有之曰：從人重利，廉士重名，賢士尚志，聖人貴精。故素也者，謂其無所與雜也；純也者，謂其不虧其神也。能體純素，謂之真人。

（《莊子》）

古今要道，皆言守一，可長存而不老。人知守一，名爲無極之道。人有一身，與精神常合并也。形者及主死，精神者乃主生。常合即吉，去則凶。無精神則死，有精神則生。常合即爲一，可以長存也。常患精神離散，不聚於身中，反令使隨人念而遊行也。故聖人教其守一，言當守一身也。念而不休，精神自來，莫不相應，百病自除，此即長生久視之符也。陽者守一，陰者守二，故名殺也。故晝爲陽，人魂常并居；冥爲陰，魂神争行爲夢，想失其形，分爲

兩，至於死亡。精神悉失，而形獨在守一者，真真合爲一也。人生精神，悉皆具足，而守之不散，乃至度世，爲良民父母，見太平之君，神靈所愛矣。

守一明之法，長壽之根也。萬神可祖，出光明之門。守一精明之時，若火始生時，急守之勿失。始正赤，終正白，久久正青。洞明絶遠復遠，還以治一，內無不明也。百病除去，守之無懈，可謂萬歲之術也。守一明之法，明有日出之光，日中之明，此第一善得天之壽也。安居閑處，萬世無失。守一時之法，行道優劣。夫道何等也？萬物之元首，不可得名者。六極之中，無道不能變化。元氣行道，以生萬物，天地大小，無不由道而生者也。

《太平經》

抱朴子曰：余聞之師云，人能知一，萬事畢。知一者，無一之不知也。不知一者，無一之能知也。道起於一，其貴無偶，各居一處，以象天地人，故曰三一也。天得一以清，地得一以寧，人得一以生，神得一以靈。金沉羽浮，山峙川流，視之不見，聽之不聞，存之則在，忽之則亡，向之則吉，背之則凶，保之則遐祚罔極，失之則命彫氣窮。老君曰：忽兮恍兮，其中有象；恍兮忽兮，其中有物。一之謂也。故仙經曰：子欲長生，守一當明；思一至飢，一與之糧；思一至渴，一與之漿。一有姓字服色，男長九分，女長六分，或在臍下二寸四分下丹田中，或在心下絳宮金闕中丹田也，或在人兩眉間，却行一寸爲明堂，二寸爲洞房，三寸爲上丹田也。此乃是道家所重，世世歃血口傳其姓名耳。一能成陰生陽，推步寒暑。春得一以發，夏得一以長，秋得一以收，冬得一以藏。其大不可以六合階，其小不可以毫芒比也。

抱朴子曰：吾聞之於師云，道術諸經，所思存念作，可以却惡防身者，乃有數千法。如含影藏形，及守形無生，九變十二化二十四生等，思見身中諸神，而內視令見之法，不可勝計，亦各有效也。然或乃思作數千物以自衛，率多煩難，足以大勞人意。若知守一之道，則一切除棄此輩，故曰能知一則萬事畢者也。受真一口訣，皆有明文，歃白牲之血，以王相之日受之，以白絹白銀爲約，尅金契而分之，輕説妄傳，其神不行也。人能守一，一亦守人。所以白刃無所措其鋭，百害無所容其凶，居敗能成，在危獨安也。若在鬼廟之中，山林之下，大疫之地，塚墓之間，虎狼之藪，蛇蝮之處，守一不怠，衆惡遠迸。若忽偶忘守一，而爲百鬼所害。或卧而魘者，即出中庭視輔星，握固守一，鬼即去矣。若夫陰雨者，但止室中，向北思見輔星而已。若爲兵寇所圍，無復生地，急入六甲陰中，伏而守一，則五兵不能犯之也。能守一者，行萬里，入軍旅，涉大川，不須卜日擇時，起工移徙，入新屋舍，皆不復按堪輿星歷，而不避太歲太陰將軍、月建煞耗之神，年命之忌，終不復值殃咎也。先賢歷試有驗之道也。

《抱朴子》

守一 一在人心，鎮定三處

《太上智慧消魔真經》云：一無形象，無慾無爲，求之難得，守之易失。失由識暗，不能進明；貪慾滯心，致招衰老。得喜失嗔，致招疾病；迷著不改，致招死歿。衰患及老，三一所延，治救保全，惟先守一，非一不救，非一不成。守一恬惔，夷心寂寞，損欲折嗔，返迷入正，廓然無爲，與一爲一，此乃上上之人，先身積德所致也。中中已上，先善未積，積而未極，皆由漸昇。當存三元，諦識神氣狀貌，出入有無，生鎮三宮，三尸必落，尸

毒既去，鍊暗成明，智慧神通，長生不死，真聖神仙，隨因受果。

《太平經》云：何以爲初思守一也？一者，數之始也；一者道之生也、元氣所起也、天之綱經紀也。又《五符經》云：知一者，無一之不知也；不知一者，無一能知也。一者，至貴無偶之號也。

《上清三天君列紀經》云：柏成欻生，請問雲房之道、三真之訣？二玉皇曰：三真者，兆一身之帝君、百神之内始真也。若使輔弼審正，三皇内寧，太一保胎，五老扶精。一居丹田，司命護生；一居絳宫，紫氣灌形；一居洞房，三氣合明。於是變化離合，與真洞靈。明堂雲宫，紫户玉門，黄闕金室，丹城朱窗，皆帝一之内宅，三真之寶室也。於是雲房一景，混合神人，上通崑崙，下臨清淵，雲蓋嵯峨，竹林葱蒨，七靈迴轉，五色纏綿，層樓萬重，三氣成煙，玉闕虚静，七門幽深，金扉玉櫃，符籍五篇。公子内伏，外牽白元，渾一成形，呼陽招陰，上帝司命，各保所生。微哉難言，非仙不傳。

（《雲笈七籤》）

（二）守一之法

存一之道，使太上三素氣見三宫中。三素者，紫、青、絳三沓色氣也。紫在上也，則存守三一在其中，目想見北極紫房、玉宫，使天官序列，思我將在帝前對坐，所乞所求，乃心拜焉。太上，是上清之帝，極貴者也；北極紫房，帝之房耳。亦存己三一，與帝諭；飛真生生之道。

凡臨盛饌，皆正心存一，目想一先飲食，然後兆乃食之也。常如此，則邪氣遠退，真氣來前。飲食畢，心祝曰：

百穀入胃，與神合氣，填補血液，尸邪亡墜，長生天地，飛登金闕，役使六丁，靈童奉衛。

守一之法，以甲午、甲辰、甲寅日夜半，掃除静寢之庭，方圓一丈，布席燒香，北向再拜，亦可心拜而已。因仰視北斗七星，使紫氣從斗中出入兆身中三宫之内，北向接手兩膝上，心存三一、三卿，與兆俱乘紫氣上登太極。太極，北極星也。存令忘身失體，恍焉如昇天之狀。如此，則仙道近矣。仙人謂之大静也。陰雨可於寢牀上爲之，亦可預作壇於盛處，使方圓一丈，籬四面，使高數尺，至日常當修之，此大静之道也。

守一之法，道當伺月初出時，向月再拜，畢，心祝曰：太陰玄精，明月夫人，初生流光，照我三宫，神仙上飛，高遊八方，所向所願，皆與福會。

守一之道，常存七星覆頭上，柄指前。如此，百邪之不干，凶氣之滅亡，要訣也。

守一人忌食五辛、猪犬肉、履産婦家、甲子日。思存又忌大醉及諸殗臭，皆避而慎之，遣之勿疑矣。又勿抱嬰兒，大不可耳；不與人共衣履、同牀席，而存一也，思真静神，念道招靈，皆欲别處，非徒此事而已。

後聖金闕帝君，昔受《三元真一經》、《太極帝君真符》、《五斗真一經》、《太一帝君寶章》，凡此四訣，以傳仙人涓子，涓子釣河川獲鯉魚，剖得青玉函，發視獲二符、二經法是

也。此太上内隱法，地真之上道，亦得朝宴上清，遊盼太極，飛遨崆峒，寢息崑崙矣。

（《雲笈七籤》）

守一明之法，未精之時，瞑目冥冥，目中無有光。

守一復久，自生光明。昭然見四方，隨明而遠行，盡見身形容。群神將集，故能形化爲神。

守一明法，明有正青。青而清明者，少陽之明也。

守一明法，明正赤若火光，光者度也。

守一明法，明正黄而青者，中和之光，其道良藥。

守一明法，正白如清水，此少陰之明也。

守一明法，明有正黑，清若闕水者，太陰之光。

守一明法，四方皆闇，腹中洞照。此太和之明也，大順之道。

守一明法，有外闇内闇，無所屬，無所睹。上人邪亂，急以方藥助之。尋上七首，内自求之。

守一之法，老而更少，髮白更黑，齒落更生，守之一月，增壽一年；兩月，增壽二年；以次而增之。

守一之法，始思居閑處，宜重墻厚壁，不聞喧嘩之音。

守一之法，光通六外，身乃無害。可終其世，子得長久。

守一勿失，事且自畢，急除衆憂，一復何求？守一不窮，士子欲無憂，不可相欺，垂拱。

守一是爲久遊，身常自謹，患禍去之。

守一之法，神藥自來。

守一之法，凡害不害，人各有一不相須。虎狼不視，蛟龍不昇，有毒之物皆逃形。子欲長無憂，與一相求，百神千鬼，不得相憂。守而常專，災害不遷。

守一之法，不言其根，謹閉其門；不敢泄漏，謹守其神；外闇内明，一乃可成。

守一之法，將與神遊。萬神自來，昭昭可儔。

夫欲守一，喜怒爲疾，不喜不怒，一乃可睹。

守一之法，内有五守，外有六候，十一之神，同一門户。

守一之法，當念本無形，湊液相合，一乃從生，去老反稚，可得長生。

子若守一，無使多知，守一不退，無一不知；所求皆得，端坐致之。子欲太樂，與一相知，去榮辭顯，一乃相宜。子欲養老，守一爲早，平牀坐卧，與一相保，不食而飽，不德衰老。

守一之法，皆從漸起；守之積久，其一百日至。

守一之法，無致巧意，一乃自效。

夫欲守一，乃與神通，安卧無爲，反求腹中；卧在山西，反知山東。

守一之法，乃萬神本根，根深神静，死之無門。

守一之法，老小異度，各因其性，一乃相遇。

非真。生者必死，有者必無，成者必壞，盛者必衰，少者必老，向有今無，寒暑推變，恍惚無常也。

玄門大論三一訣 並叙

夫三一者，蓋乃智照無方，神功不測，恍兮爲像，金容玉質之姿，窈兮有精，混一會三之致。因爲觀境，則開衆妙之門，果用成德，乃極重玄之道。《道經》云：三者不可致詰，故混而爲一。《洞神經三環訣》云：精、神、氣也。

《釋名》云：三一者，精、神、氣，混三爲一也。精者，虛妙智照之功；神者，無方絶累之用；氣者，方所形相之法也。亦曰希、微、夷。希，疏也；微，細也；夷，平也。夷即是精，希即是神，微即是氣。精言夷者，以知萬境，均爲一照也；神言希者，以神於無方，雖遍得之，甚疏也；氣言微者，以氣於妙本，義有非麤也。精對眼者，眼故見明，義同也；耳對神者，耳空故聞無，義同也；鼻對氣，觸於體，義相扶也。

孟法師云：言三言一，不四不二者，以言一即成三也。今謂明義，各自有宜，少多非爲定准，如六通四達，豈止三耶！若教之所興，無乖此説。然三義雖異，不可定分，亦一體雖同，不容定混。混亦不混，故義別成三，分不定分，故體混爲一。混三爲一，三則不三；分一爲三，一則不一。不三而三，不一而一，斯則三是不三之三，一是不一之一。不三之三，非直非三，亦非非三；不一之一，非止非一，亦非非一，此合重玄之致也。

出體之義，略有四家：一者大孟法師解云：三一之法，以妙有爲體，有而未形，故謂爲妙，在理以動，故言爲一。引經言：道生一。又云：布氣生長，貸成靡素，兼三爲用，即一爲本。今不同此，果法若起，故非未形之妙。經云：生，豈是常在之本！二者宋法師解云：有總有別，總體三一，即精、神、氣也；別體者，精有三智，謂道、實、權；神有三宫，謂上、中、下；氣有三別，謂玄、元、始。今謂此判三一之殊，非定三一之體。三者徐素法師云：是妙極之理，大智慧源，圓神不測，布氣生長，裁成靡素，兼三爲義，即一爲體。此解雖勝，語猶混通，未的示體，如極理之與大智，此即是境智之名；慧源之與裁成，即是本蹟之目。故未盡爲定也。四者玄靖法師解云：夫妙一之本，絶乎言相，非質非空，且應且寂。今觀此釋，則以圓智爲體，以圓智非本非蹟，能本能蹟，不質不空，而質而空故也。今依此解，更詳斯意者，既非本非蹟，非一非三，而一而三，非一之一。三一既圓，亦非本之本，非蹟之蹟。蹟圓者，明蹟不離本，故雖蹟而本；本不離蹟，故雖本而蹟。雖本而蹟，故非蹟不蹟；雖蹟而本，故非本不本。本蹟皆圓，故同以三一爲體也。三一圓者，非直精圓，神氣亦圓。何者？精之絶累即是神；精之妙體，即是氣；神之智，即是精；氣之智，即是精；氣之絶累，即是神也。斯則體用圓一，義共圓三。圓三之三，三不乖一；圓一之一，一不離三。一不離三，故雖一而三；三不乖一，故雖三而一。雖三而一，故非一不一，亦雖一而三，故非三不三。三一既圓，故同以精智爲體，三義並圓，而取精者，名殊勝也。

義有九條，用有五蹟。義九條者，三一各三，合成九義：精有三，正、實、權也；神有三，空、洞、無也；氣有三，始、元、玄也。精三者，具如境智科解；神三者，無是豁然之名；洞是

通同之目；空是虛容之理也。氣三者，《正一經》云：太無變化，三氣明焉。黃氣爲玄，白氣爲元，青氣爲始也。論其相生者，正智生實智，實智生權智，無生於洞，洞生於空，空生於始，始生於元，元生於玄也。然自一之三，從三至九，千應萬變，同歸本一，不殊而殊，殊而不殊也。用五蹟者，《洞神經》云：大道無極，極乎自然，變化無極，其中要妙，三五八九。三者，精、神、氣也。五者，精有二君，精、氣也；神有二君，神、氣也；精有二君，赤氣名曰太陽，化爲元陽子丹，變爲道君，是二君也；神有二君，赤氣變黃，名曰中和，變爲老子，又爲黃神，是二君也；氣有一君，黃氣變白，名曰太陽，變爲太和，是一君也。以五當法，體義不分，一分三一之變，有此五君。以三就五爲八，三內有一成九也。斯亦一途應用，示此五身，然化蹟多端，塵沙莫辯。

孟法師云：用則分三，本則常一。今解論其正意，體一義三，本蹟而言四句變九。四句者，一者本一蹟三；二者本三蹟一；三者本蹟俱三；四者本蹟俱一。本一蹟三者，妙本圓一，分應開三；蹟一本三者，應氣爲一，本體俱三。第三、第四兩句者，望前兩句不知本蹟不殊，故同三同一，其義具顯前章也。九變者，三一之化，號精、神、氣。精、神、氣中，又各相生，三三相續，遂爲九變。故從一之九，從九反一。《上元真書》云：一曰源一；二曰元一；三曰太一；四曰玄一；五曰真一；六曰雌一；七曰雄一；八曰三一；九曰正一。源者，至道之根，衆妙之本；元者，衆善之長，萬法之先也；太者，極大之名，包含爲德；玄者，不滯爲用，妙絶高虛也；真者，去假除惑，即色皆空也；雌者，安靜柔和，觀空照實也；雄者，剛動能化，方便善權也；三者，精、神、氣也；正者，治邪滅惡，去暗就明也。此明至道垂蹟，有此九條，攝會歸本，同爲一致。故《三天正法》云：從九返一，乃入道真。《辯教》曰，第一出衆經不同。

孟法師云：涉學所宗，三一爲本。故七部九結，皆有圖術，今列如左：

第一，洞真三一。上元泥丸宮，天帝、帝卿；中元絳宮，丹皇君、輔皇卿；下元丹田宮，黃庭元王、保鎮弼卿。出《三元真一經》。

第二，洞玄三一。治三丹田，元先、子丹、元陽子也。出《太上真一經》。

第三，洞神三一。南極老人，中極道元，北極玄妙。出《洞神太上三一經》。

第四，皇人三一。始青、元白、玄黃。出《皇人祕旨》。

第五，太清三一。赤子、真人、嬰兒。出《太清上中經·上卷》。

第六，太平三一。意神、志神、念神。出第一卷自占盛衰法。

第七，太玄三一。夷、希、微。出《太存圖》及《道德經》。

第八，正一三一。閇閟闔。即治三元。

第九，自然三一。虛赤光、元黃光、空白光。

合有九經，所明三一，並治三宮，其條守體儀，具如彼經所辯。然洞神所出三一之變，亦云精、神、氣、虛、無、空等，具如彼經第十三卷所明也。今三一者，神、氣、精；希、微、夷；虛、無、空。所以知此爲三一者，以其明義圓極故也。昔正一、三一等，是以其明義淺蹟故也。

《昇玄經》太上告道陵云：汝昔所行，名爲真一道者，是則陰陽之妙道，服御之至術耳，非吾所問真一，此昔教也。下文云：汝以堪受吾至真平等要訣無上妙經，乃至第四辯不一之

一，此之教也。其外六經所辯三一，既不彰言辯空，而但爲氣觀之境，可屬於昔。故涓子修上清，近得地仙而已。若言三氣三色，並是界外之事。三洞三一，本意皆爲入空，此則攝屬於今也。能倫聖教，本不有無，何曾今昔！故可九經所辯，皆不有無，並非今昔，但逐物情，不了滯教，爲昔物情，若悟曉教成今也。更二義往分今昔，一就大小乘分，二就因果義分。大小乘分凡有三義：一約定有分，二約偏並分，三約待絶分。定有者，昔小乘以三一爲定境，義極於有；今大乘，以三一爲智慧，義在於空。何者？昔小乘，入定則捨於有，故在空之時無復三一也；今大乘，爲觀群色是空，故雖於空，不失三一也。故《洞神經》釋守三一云：知守虛無空者爲大乘也，守神錬形爲中乘，守氣含和爲小乘也。二偏並者，昔小乘學偏，今大乘能並。小乘捨色入空，故不能並；大乘即色辯空，故能並也。三待絶者，昔因三一以入於無，得無之時，謂爲真一，此之無一，猶對於有之無，是爲挾二，故爲待也；今之三一，即體非有，亦復非無，非有非無，故無所挾，既無所挾，故爲絶也。二就因果義分，亦有三義：一約近遠別，二約方便究竟別，三約常無常別。一約近遠者，昔以三爲氣，觀果則近極三有，今以一爲神，觀果則遠極道場，故極果圓智成，今三一義如前也。二約方便究竟者，昔開方便，果極三界，今開究竟，故果極常一，故《昇玄經》云，是爲究竟。究竟者，功業成，罪行畢，則常一也。三約常無常者，昔三有之果，爲灾所成，故是無常；今一常之果，巍然不動，故爲常也。

金闕帝君五斗三元真一經口訣

涓子受之東海青童君。至春分日夜半時，起坐東向，冥目，存身中三宮、三一、三卿及我合七人，我在中央也，俱乘紫氣之煙，共登北斗陽明星。陽明星者，北斗之東神也。於是存入星中共坐，吞紫氣三十過，行之久久，自見陽明星東元太上宮，宮中有青玄小童，授子真光也。先當存北斗星，紫氣大如弦，從上直流我前，然後乃存三一也。

周君口訣云：存七真人並北斗七星，而共登陽明雁行，我居中央也。巾七星者，以魁覆頭，杓柄前指也，我存吞紫氣三十過而噈之也；又思三一、三卿並同吞之也。吞畢，更存七真人緣向從紫氣空中來下，還兆三宮中。良久心祝曰：三尊上真，太玄高神。陽明主春，萬童開門；丹元主夏，朱紫含煙；陰精主秋，天威六陳；北極主冬，萬邪塞奸。五土乘王，戊己天關，所指皆滅，所向莫干。錬我七魄，和我三魂，生我五臟，使我得真，登飛上清，浮景七元，長生順往，嘯吟千神。畢，亦可眠存之，四節共此一咒爾。

夏至之日夜半時，起坐南向，冥目，存我身中三宮、三一、三卿及我合七人，我在中央也，俱乘紫氣之煙，共登北斗丹元星。丹元星者，北斗之南神也。於是存入星中共坐，吞紫氣三十過，行之久久，自見丹元星南極太上宮，宮中有朱陽靈妃，授子絳書、寶衣也。

秋分日夜半時，起坐西向，冥目，存我身中三宮、三一、三卿及我合七人，我在中央也，俱乘紫氣之煙，共登北斗陰精星。陰精星者，北斗之西神也。於是存入星中共坐，吞紫氣三十過，行之久久，自見陰精星西元太上宮，宮中有白素少女，授子玉章虎書也。

冬至之日夜半時，起坐北向，冥目，存我身中三宮、三一、三卿及我合七人，我在中央也，俱乘紫氣之煙，共登北斗北極星。北極星者，北斗之北神也。於是存入星中共坐，吞紫氣

三十過，行之久久，自見北極元星北元太上宮，宮中有玄精真人，授子金書祕字，三五順行。

六月一日或十五日，令與秋分、夏至日相避也，夜半時，坐西南向，冥目，存身中三宮、三一、三卿及我合七人，我居中央也，俱乘絳、紫、青、黄、四氣之煙，共登北斗天關星。天關星者，北斗之中神也。於是存入星中共坐，並臨目，各吞四色氣各十過，先吞絳氣，以次行之。久久自見天關星中元太上宮，宮中有太上威真，人授子滅魔符、鑁邪鉞、黄衣兵籙。

八節日各守八日耳，以節日夜半爲始，餘唯存在三宮中安坐而已。極精想，使有至仿佛耳。

守五斗真一經口訣

道士志學，山林隱静，久遁岫室，遠蹟人間，爲之者益精，而神速至也。或多不知推筭度分數，作曆日也。如不知曆日之道，則二十四氣、八節之日，不可得知；又復不能年年出入世間，尋問求寫，亦是學人之疑也。今謹按北帝自然之經云：法用正月三日，當立春；二月十五日，當春分；四月一日，當立夏；五月十六日，當夏至；七月七日，當立秋；八月二十二日，當秋分；十月五日，當立冬；十一月十一日，當冬至節。山林道士，當用此法。若曉外曆日之八節，自宜按之。曆八節，蓋璇璣之正度，萬真靈仙神明朝宴之日也；北帝自然發月數之中日；二景氣相隨之日，亦大吉時也，宜以修道建思，併而論之，吾從唯一。

外國以月一日爲建，二日爲除，以次數之。今窮山無曆日，此乃可用。

匈奴國以正月一日爲甲寅，朔六甲周而復始。正月小，二月大，三月小，四月大，五月小，六月大，七月小，八月大，九月小，十月大，十一月小，十二月大。若窮景深林，外蹟名絶者，亦當按此可也。

每至建日，或月一日平旦，存三一從己三宮中出，坐己前，乃心起再拜，若如見之，仿佛在目，心咒曰：天尊三帝，守我命門，出遊虚中，六氣互分，養我五神，正我三魂，五臟自生，長生飛仙。畢，又存從虚中還三宮。良久，嗽液三十過，十過爲良。夜當見三一及三卿也，或夢見白鳥、白鵠、白虎、金玉之物，皆三一之化景示象也。如此守之勿殆，則相見之象也，對面之漸也。每至除日夜半時，密起北向，仰視北斗七星之内象，見三一從輔星中下來，入己三宮中。畢，還寢，精思存之，仿佛似見，乃微咒曰：太上天輔，三帝所遊，三卿扶持，與真合俱。下入我身，安寂坐無，吐精灌形，魂魄和濡，使我飛仙，雲車行浮。畢，嗽液二十七過，月取一除日爾。

每至開日夜半時，起坐東向，去巾亦可散髮，更梳櫛結之結令通，良久，畢，祝曰：上元三真，真中嬰兒，散髮開煙，上通天台，泥丸堅凝，與天同時，使我飛仙，交行洞臺。畢，嗽液十九過，畢，乃巾而寢，精思存三一、三卿，各安其宮，帝與卿相對而坐；存三一呼氣宮中三十過，已存時亦自呼氣三十過也。呼者，開口吐氣之謂也。其時亦當覺一體熱，則和神凝魂之驗也。存三一，皆當臨兩目，内視神宮也。

（《雲笈七籤》）

